Inhaltsverzeichnis

Gewidmet meinen drei Kindern
Katharina, Sirius und Jona
und
allen Menschenkindern,
die mich lehren,
in dieser Zeit Bäume zu pflanzen;
an deren Früchten sie sich nähren und freuen werden

Vorwort zur zweiten Auflage

Die in diesem Handbuch dargestellten Ideen und Hilfsmittel sind eingebettet in die globale Vision einer Menschheit in Frieden und Harmonie mit sich selbst, im Einklang mit der Natur und allem, was existiert. Ausgangspunkt für die Verwirklichung dieser Vision und Schlüssel zur Überwindung der globalen Krisen, die wir als größte Herausforderung mit in das neue Jahrtausend hineintragen, ist jedoch der einzelne Mensch, also auch Sie und ich.

Wie bei jeder Krise, liegt auch die Saat für ihre Lösung bereit! Ist diese Saat erst einmal gefunden, können wir sie kultivieren, und schon wird aus der Krise ein Sprungbrett in eine höhere Stufe von Ordnung, entpuppt sie sich als die treibende Kraft, die Evolution und – damit Leben überhaupt – erst ermöglicht.

Können Sie mir bislang zustimmen? Ist Ihnen bewußt, welchen Stellenwert die Lösung Ihrer ganz persönlichen gesundheitlichen und/oder zwischenmenschlichen Krisen für die Entwicklung der gesamten Menschheit hat? Sind Sie bereit, die Verwirklichung dieser Vision sich selbst und der Welt zum Geschenk zu machen? Wenn JA, dann lesen Sie dieses Buch sehr aufmerksam! Wenn NEIN, dann finden Sie in diesem Buch vielleicht einige Anhaltspunkte, die ein solches JA in Erwägung ziehen lassen.

Tachyonisierte Werkzeuge halte ich für wesentliche Hilfsmittel, Krisen auf allen Ebenen unseres Seins zu meistern. Sie verwandeln Chaos (= Entropie: physikalischer Ausdruck für den stetigen Verfall von Ordnung) in Harmonie (= Neg-Entropie: Entwicklung in immer komplexere, höhere Ordnung), sie kehren den Alterungsprozeß um und bewirken Verjüngung.

Im ersten Kapitel dieses Buches entwickele ich ein Modell, das Sie diese Aussagen verstehen läßt. Dieses umfassende Bild des Universums, wird nicht nur einer spirituellen Weltsicht gerecht, sondern schließt auch die am weitesten entwickelten Einsichten und Theorien aus der modernen Physik und anderen Wissenschaften mit ein. Es stellt die Wiedervereinigung von Spiritualität und Wissenschaft dar und liefert eine fundierte und beglückende Einsicht in die oben beschriebene Wirkungsweise *Tachyonisierter Materialien* – ebenso, wie in das Spiel des Lebens selbst. Sollten Sie um ein tieferes Verständnis der theoretischen Hintergründe bemüht sein und um die praktische Beweisführung, möchte ich Ihnen empfehlen, das Buch von David Wagner, dem Erfinder des Tachyonisierens, und Dr. Gabriel Cousens zu studieren. Es trägt den Titel „Tachyon Energie – der Weg der ganzheitlichen Heilung", und ist ebenfalls bei Windpferd erschienen.

Im zweiten Kapitel lade ich Sie ein, zu experimentieren und eigene Erfahrungen zu sammeln. Die Beschreibung einzelner „Tools" und deren Einsatzmöglichkeiten, die Erlebnisse und Erfahrungen von Anwendern, sowie Hintergrundinformationen zum Wunderwerk unseres Körpers, sollen Ihnen zeigen, wie Sie den Prozeß Ihrer Heilwerdung und Entwicklung verstehen und unterstützen können.

Im dritten Kapitel vertiefe ich nochmals dieses Verständnis für die balancierenden Antworten unseres Systems auf die Anwendung *Tachyonisierter Werkzeuge*. Die meisten Konzepte und Meßverfahren, die uns bis jetzt in Krisensituationen ihre Dienste geleistet haben, funktionieren mit frequenzlosen Tachyonen nicht mehr. Auch diese wichtige Erfahrung wird beleuchtet. Und schließlich geht es auch noch einmal darum, Klarheit anzubieten in dem Gewirr von „Imitationen" und „Weiterentwicklungen der Tachyon-Technologie", die im Kielwasser der raschen Verbreitung und des großen Erfolges *Tachyonisierter Materialien* aufgetaucht sind.

Das vierte Kapitel zeigt weitere Anwendungsmöglichkeiten sowie Antworten auf eine Auswahl von Fragen, die häufig auf meinen Seminaren gestellt werden.

Nun, viel Freude beim Lesen und eine strahlende Gesundheit mit Tachyon!

Andreas Jell

Iserlohn, Oktober 1999

1. Kapitel

Theoretische Hintergründe

Die Physik der Tachyonen oder: wie unser Universum funktioniert

Folgen Sie mir in diesem Kapitel in eine faszinierende Welt. Lassen Sie uns gemeinsam den hellsten Köpfen unseres Jahrhunderts über die Schulter gucken – den Quantenphysikern dabei zusehen, wie sie der Existenz Geheimnisse abringen, die unser bisheriges, materiell-mechanistisches Weltbild aus den Angeln heben und dem Leben seine mystische, im Wunderbaren gegründete Natur wieder zurückgeben. Die in hochkomplexen mathematischen Rechengängen und ebenso komplizierten, wissenschaftlichen Testanordnungen gefundenen Gesetzmäßigkeiten finden ihre Entsprechungen in den Inhalten von spirituellen, mystischen Erfahrungen aller Zeiten und Kulturen. Das Kapitel der Trennung von Wissenschaft und Spiritualität, das die Menschheit in ein globales Chaos geführt hat, findet damit ein Ende. Am Tiefpunkt dieser Entwicklung, gerade rechtzeitig, taucht nun durch die direkte Nutzung von Tachyon-Energie mittels tachyonisierter Materialien das Hilfsmittel auf, um dieses Chaos sowohl im Einzelnen, als auch auf dem gesamten Planeten in höhere Ordnung zu verwandeln.

Was ist überhaupt Tachyon? Warum ist die Nutzung dieser Tachyon-Energie so total anders als alles, was es bis jetzt auf diesem Planeten an Heilmitteln und Therapien gegeben hat? Wie erklären sich die wunderbaren Heilerfolge mittels tachyonisierter Werkzeuge? Was sagt die etablierte Wissenschaft zum Platz der Tachyonen in unserem Universum?

Das folgende Modell wird den Hintergrund für die Antworten auf diese Fragen liefern, sowie ein tiefes Verständnis ermöglichen, wie unser Universum funktioniert.

Das Energetische Kontinuum

Alle Formen in unserer Welt schwingen. Die FREQUENZ bestimmt dabei den Charakter, die individuelle Eigenart der Schwingung. Sie schafft den Unterschied zwischen Farben, Tönen, aber auch von Hirnzelle und Leberzelle, von Rose und Vogel und allen übrigen Teilnehmern dieses Universums. Selbst härteste Materie, wie zum Beispiel ein Diamant, ist nichts anderes, als der Tanz von Schwingungen bestimmter Frequenz und Form. Allen Formen unseres Universums gemeinsam ist, daß sie sich unterhalb der Lichtgeschwindigkeit fortbewegen. Sie ist die Grenze, innerhalb derer sich unsere Schöpfung abspielt.

Den Anfang dieser Schöpfung aller Formen bzw. Frequenzen siedeln die Quantenphysiker in der NULLPUNKTEN-ERGIE (NPE) an. Diese NPE hat keine Form, bewegt sich schneller als Licht, ist überall und gleichzeitig (ewig) im gesamten Kosmos vorhanden, hat keine Grenzen (unendlich und unerschöpflich) und enthält in sich das gesamte Potential für eine perfekte Entfaltung unseres Universums der Formen.

Verschiedene spirituelle Traditionen gaben dieser „Energie" ebenfalls Namen, jedoch nicht ohne davor zu warnen, daß kein Name je das „Namenlose" umfassen könne. Nach unserem physikalisch orientierten Modell bedeutet dies, daß kein Gedanke (= Frequenz langsamer als Licht = begrenzt in Raum und Zeit) die NPE (= Quelle aller Frequenzen = schneller als Licht = unendlich und ewig) verstehen kann. Beachten Sie bitte, daß Begriffe wie Prana, Chi, Orgon, Od, etc. nicht gleichzusetzen sind mit Nullpunktenergie, da es sich dabei ausnahmslos bereits um in bestimmten Frequenzbereichen manifestierte Energien handelt.

Hätten nicht die höhere Mathematik und entsprechende physikalische Versuchsanordnungen die Existenz der NPE zwingend nahegelegt, wäre wohl kein ernstzunehmender Physiker bereit gewesen, die Grenzen der anerkannten Logik zu sprengen, um sich vor einem ignoranten Kollegium mit religiös verdächtigen Themen bloßzustellen. Andererseits finden wir jede Menge Berichte darüber, daß NPE erfahrbar ist. Spirituelle Traditionen verfügen über ein beachtliches Repertoire, den Sucher auf solch eine Erfahrung der Einheit mit „Allem, Was Ist" vorzubereiten. Doch zurück zur Physik!

Das ENERGETISCHE KONTINUUM, wie auf der folgenden Seite dargestellt, ist ein Modell, das ähnlich einer Landkarte den Weg einer potentiellen Form bis zu ihrer Manifestation aufzeigt. Der erste Schritt dieser Reise besteht in der Kondensation (= wörtlich übersetzt: Verdichtung) von Nullpunktenergie (NPE) in TACHYONEN. Tachyonen sind also zu Partikelform „verdichtete" NPE. Als solche besitzen sie, zusätzlich zu den Eigenschaften der NPE, mit der Partikelform nun auch die Möglichkeit, mit der Welt der Formen unterhalb der Lichtgeschwindigkeit in Wechselwirkung zu treten.

Wann immer das geschieht, resultiert daraus für die Formenwelt Balance und Entwicklung in höhere Ordnung. Die Wissenschaftler sprechen von Negentropie, was soviel bedeutet wie die Umkehr von Verfall und Altern, das Ordnen von Chaos, die Verwandlung disharmonischer Schwingungen in harmonische. Bevor wir uns diesen Kontakt und seine Auswirkungen genauer ansehen noch ein Bild, welches das Verständnis von Nullpunktenergie und Tachyon erleichtern soll:

Stellen Sie sich vor, Sie stehen am Strand einer kleinen Insel im Pazifik. Soweit Ihr Auge reicht nur die unendliche Weite des Ozeans. Strecken Sie nun Ihre Hand aus, um

Das Energetische Kontinuum

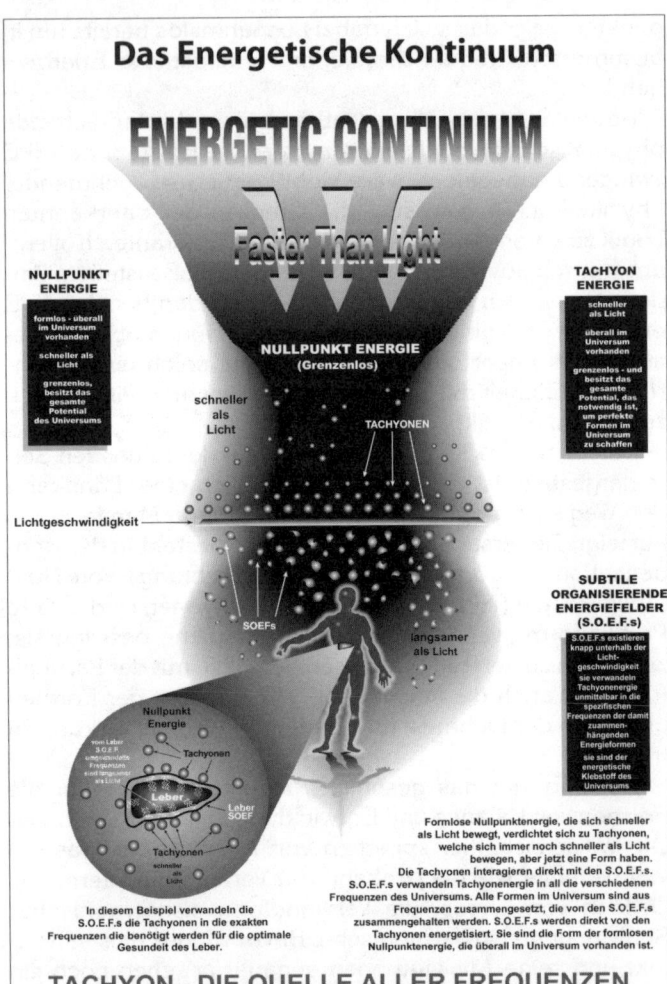

ENERGETIC CONTINUUM

Faster Than Light

NULLPUNKT ENERGIE

formlos - überall im Universum vorhanden

schneller als Licht

grenzenlos, besitzt das gesamte Potential des Universums

NULLPUNKT ENERGIE
(Grenzenlos)

schneller als Licht

TACHYONEN

TACHYON ENERGIE

schneller als Licht

überall im Universum vorhanden

grenzenlos - und besitzt das gesamte Potential, das notwendig ist, um perfekte Formen im Universum zu schaffen

Lichtgeschwindigkeit

SOEFs

langsamer als Licht

SUBTILE ORGANISIERENDE ENERGIEFELDER (S.O.E.F.s)

S.O.E.F.s existieren knapp unterhalb der Lichtgeschwindigkeit sie verwandeln Tachyonenergie unmittelbar in die spezifischen Frequenzen der damit zusammenhängenden Energieformen sie sind der energetische Klebstoff des Universums

Nullpunkt Energie

von Leber S.O.E.F. unterschiedliche Frequenzen sind langsamer als Licht

Tachyonen

Leber

Leber SOEF

Tachyonen

schneller als Licht

In diesem Beispiel verwandeln die S.O.E.F.s die Tachyonen in die exakten Frequenzen die benötigt werden für die optimale Gesundeit der Leber.

Formlose Nullpunktenergie, die sich schneller als Licht bewegt, verdichtet sich zu Tachyonen, welche sich immer noch schneller als Licht bewegen, aber jetzt eine Form haben.
Die Tachyonen interagieren direkt mit den S.O.E.F.s.
S.O.E.F.s verwandeln Tachyonenergie in all die verschiedenen Frequenzen des Universums. Alle Formen im Universum sind aus Frequenzen zusammengesetzt, die von den S.O.E.F.s zusammengehalten werden. S.O.E.F.s werden direkt von den Tachyonen energetisiert. Sie sind die Form der formlosen Nullpunktenergie, die überall im Universum vorhanden ist.

TACHYON - DIE QUELLE ALLER FREQUENZEN

Copyright Advanced Tachyon Technologies 1990

Abdruck dieser Graphik mit freundlicher Genehmigung von David Wagner und Dr. Gabriel Cousens, entnommen ihrem Grundlagenwerk „Tachyon Energie – Der Weg der ganzheitlichen Heilung", Windpferd, 2. Auflage 1999

12

den gesamten Ozean damit zu fassen ... es klappt nicht! So geht es jedem, der die Nullpunktenergie fassen will, sei es mit der Hand, dem Verstand, oder irgendeinem technischen (= frequenzspezifischen) Gerät. Wie könnte das Unendliche in die begrenzte Form unserer Hände passen? Nun stellen Sie sich vor, wie in der Brandung weiße Gischt an einem Felsen in Abertausenden funkelnden Tropfen tanzt. Sie strecken Ihre Hand aus und fangen einen dieser Tropfen auf – ein Mikrokosmos in Tropfenform, mit allem Potential des Ozeans. Der Tropfen (Tachyon) erlaubt uns, das Unendliche (NPE) zu fassen, bevor er in den Ozean zurückfällt und wieder eins wird mit dem Ganzen.

Nach diesem kleinen Pazifikurlaub weiter mit Quantenphysik! In seinem Buch: „The Physics of Tachyons" beschreibt Ernst L. Wall die Elementarteilchenfamilie der Leptonen. Das kleinste Teilchen aus dieser Familie ist das PION. Dieses Partikelchen wird in einem Feld (Orbit) in Position gehalten, das knapp unterhalb der Lichtgeschwindigkeit schwingt – diese Geschwindigkeitsgrenze also fast erreicht. Oberhalb dieser Grenze bewegt sich Tachyon mit Überlichtgeschwindigkeit. Trifft nun der sprungbereite Orbit des PIONS auf ein Tachyon, findet ein Entwicklungsprozeß statt, der zu einem MUON führt, dem nächst größeren Teilnehmer aus der Leptonen-Familie. So ein MUON hat einen 10mal größeren Orbit als ein PION. Trifft nun das MUON wieder auf ein Tachyon, entwickelt sich das MUON sprungartig zum ELEKTRON, mit einem Orbit, der 207mal größer ist, als der des MUON. Sie finden eine schematische Darstellung der Leptonenfamilie auf der folgenden Seite. Dieser Prozeß liefert Grundbausteine für die perfekte Manifestation einer Form, sei das nun eine Leberzelle, ein Mensch, eine Ameise oder eine Galaxis. Alle Formen nehmen diesen Weg! Immer ist es der Kontakt, die „Inspiration" der Tachyonen, die, wie eine Befruchtung, diesen Entwicklungsprozeß in Gang setzt.

Die Frage, was denn nun eigentlich die Elementarteilchen in ihrem Orbit hält, geht aus Walls Forschungen nicht

Physik der Tachyonen

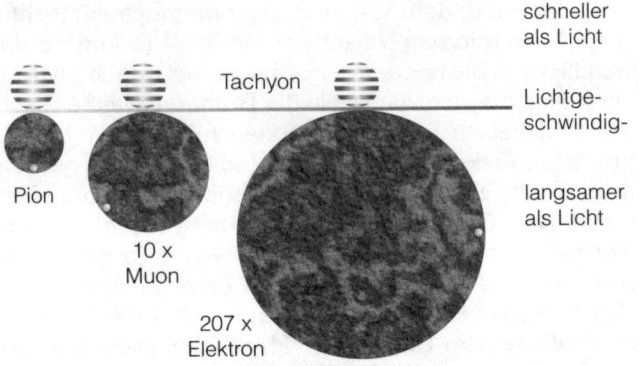

Leptonenfamilie: Durch die Wechselwirkung mit Tachyon ist das SOEF der jeweiligen Leptonen in der Lage, die entsprechende Form aufzubauen, zu erhalten und einen Transformationsprozeß in immer höhere Ordnungen zu inszenieren (nach David Wagner).

hervor. Eine Antwort darauf finden wir in einem Modell, das der Arzt und Wissenschaftler Dr. Gabriel Cousens erstmals in den achtziger Jahren vorgestellt hat und das die Wirkweise naturheilkundlicher Therapien und vor allem die Bedeutung lebendiger Nahrung in das Licht der Naturwissenschaft rücken ließ. In seinem Modell der Subtilen Organisierenden Energiefelder (SOEFs) lieferte er den theoretischen Hintergrund für zahlreiche Beobachtungen, daß zum Beispiel Energiefelder die Formen (= Frequenzen) erzeugen und nicht, wie bisher gedacht, die Formen und Körper für die Energiefelder verantwortlich sind. Einfaches Beispiel: Schneidet man von einem lebenden Blatt eine Spitze ab und fertigt ein Kirlianphoto dieses Blattes an, so erkennt man weiterhin eine vollständige Aura des Blattes, auch an der Stelle, an der die physische Form beschnitten ist. (Kirlianfotos sind Hochfrequenzaufnahmen, welche die feinen Energiefelder von Lebewesen sichtbar machen.)

Erweitern wir nun das Modell des Orbit als ein Feld wahrscheinlichen Aufenthaltes in das Modell der SOEFs von Dr. Cousens als tatsächliche Energieformen, erschließt sich uns ein weiterer wichtiger Schritt für das wissenschaftliche Verständnis des Schöpfungsprozesses dieses Universums in seinem allumfassenden Grundmuster: In einem kontinuierlichen Verdichtungsprozeß, angeregt durch Tachyonen, übersetzt und gesteuert von SOEFs, entstehen alle Formen/Frequenzen dieses Universums. Auf diesem Weg übersetzt sich das perfekte Urbild aus der NPE in seine materielle bzw. energetische Gestalt.

Alles, was sich in diesem Universum als Form manifestiert hat, ist von einem SOEF umgeben, das für die optimale Balance für exakt diese Form verantwortlich ist. Von den kleinsten bisher bekannten Teilchen, den Pionen, über Atome, Moleküle, Zellen, Organe, Organismen, Gattungen, Planeten, Sonnensysteme bis zu Galaxien ...! SOEFs sind es, die das allumfassende Potential der Tachyonen in die jeweils benötigten, exakten Frequenzen umwandeln, um vorher genannte Einheiten in ihre von der Quelle vorgesehene Form zu bringen, zu halten und sie mit dieser zu verbinden. Nochmals: Alles, was existiert, ist über SOEFs in ununterbrochener, dynamischer Verbindung sowohl miteinander, als auch mit Tachyonenergie, die als NPE in Partikelform den Zugang zur unendlichen Intelligenz der Schöpfung aufrechterhält. Hier liegt der biologische Schlüssel zum Bell'schen Theorem, in dem der Physiker Bell in einer brillanten, mathematischen Ableitung die Verbindung aller Teilnehmer dieses Universums zur physikalischen Wirklichkeit ausgerufen hat.

Gesundheit und Krankheit im Licht des neuen Weltbildes

Das Modell des Energetischen Kontinuums und sein wissenschaftlicher Hintergrund erlaubt das erste Mal in der Geschichte der westlichen Heilkunde einen wirklich ganzheitlichen Blick auf die Dynamik von Krankheit und Gesundheit. So definiert sich Gesundheit in unserem System des Energetischen Kontinuums als die reibungslose, ungestörte Verdichtung des perfekten Bauplanes bis in seine physische Ausformung. Der ideale Bauplan, wie in der NPE angelegt, findet seine Entsprechung in dieser Welt der Formen. Von „zivilisierten" Menschen unberührte Natur spiegelt das wunderbare, fast perfekte Zusammenspiel aller beteiligten Wesen bei der Erfüllung und Entwicklung der großen Partitur des Lebens wider. Krankheiten existieren hier in erster Linie im Zusammenhang mit der Wahrung einer balancierten Entwicklung (z. B. Infektionskrankheiten bei Überpopulation). Chronische Krankheiten wie Rheuma, Allergien, Gicht, Karies, Diabetes, Herzerkrankungen usw. gibt es hier einfach nicht. Die SOEFs der Mineralien, der Pflanzen, der Tiere und der gesamten Biosphäre unseres Planeten übersetzen das Potential von Tachyonenergie weitestgehend ungestört in Lebensformen mit verbundenem, balanciertem Verhalten den Artgenossen, wie der gesamten Biosphäre gegenüber.

Krankheit bedeutet in der Sprache des Energetischen Kontinuums (EK), daß während des Verdichtungsprozesses, beim Transformieren des Bauplans aus Tachyon in die entsprechenden Frequenzen, etwas schiefgeht. Das perfekte Potential erfährt eine gestörte Manifestation. Um zu verstehen, wie so etwas geschehen kann, müssen wir wissen, daß die überlichtschnelle Tachyonenergie (und damit auch alle perfekten Baupläne für Frequenzen und Formen) überall im Universum vorhanden ist und zwar in unerschöpflicher Menge. Sie benötigt aber, um für uns

16

wirksam sein zu können, einen Eingang in unser System, das langsamer als Licht existiert.

Tachyon ist nicht in der Lage, die magische Grenze der Lichtgeschwindigkeit zu unterschreiten, um am Bau der Formen aktiv einzugreifen. An genau diesem Punkt rätselten die Quantenphysiker schon lange herum. Wie wir nun wissen, benötigt es dafür die SOEFs als Übersetzer, deren Zustand über die Qualität entscheidet, mit der sich der universelle Bauplan manifestieren kann. Der überragende Faktor zur Beeinflussung unserer SOEFs ist der FREIE WILLE, der es uns möglich macht, den Fluß der universellen Lebensenergie (= Übertragung von Tachyon in unser individuelles Energiesystem) zu stoppen bzw. zu blockieren. Wann immer wir den Verdichtungsprozeß = Energiefluß aus den jeweils feineren Bereichen unseres EK unterbrechen, kommt es in den nachfolgenden, dichteren Ebenen zur Unterversorgung an ordnender, die natürlichen Funktionen aufrechterhaltender Energie. So kann eine Blockade im Mentalkörper (z. B. der Glaubenssatz: „Ich bin nicht erwünscht") den harmonischen Fluß von Quellenergie blockieren und Streß erzeugen. Die nächst dichtere emotionale Ebene bildet entsprechende chaotische Muster (Angst, Trotz, Wut ...) und gibt diese Störungsmuster weiter in den physischen Körper, wo Verspannungen und vielfältige andere Störungen wie z. B. Magengeschwüre und Verdauungsbeschwerden entstehen können.

Eine Illustration, die dies verdeutlicht, finden Sie auf der folgenden Seite.

Störungen im physischen Körper sind immer der letzte und dichteste Ausdruck eines mangelnden Kontaktes der entsprechenden SOEFs mit der ordnenden Energie von Tachyon, was zu deren Schwächung und in der Folge zu Fehlern in der Übersetzung des universellen Bauplanes in unser Sein hinein führt. Am Ende des Kapitels werde ich am Beispiel der Leber dieses Verständnis von der Entstehung von Krankheiten und was Heilung bedeutet nochmals praktisch darstellen.

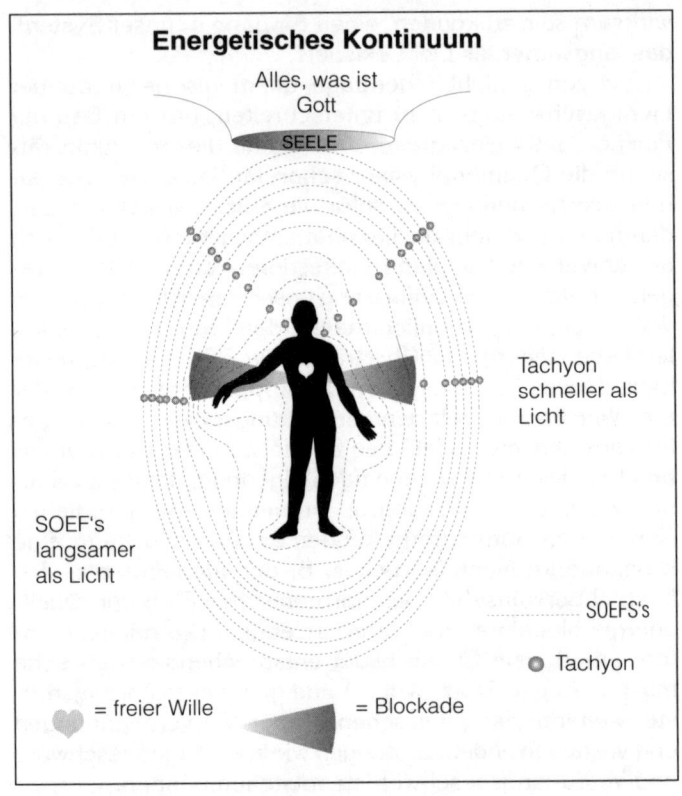

Energetisches Kontinuum

Alles, was ist
Gott

SEELE

Tachyon
schneller als
Licht

SOEF's
langsamer
als Licht

SOEFS's

● Tachyon

♥ = freier Wille   = Blockade

Energetisches Kontinuum: Diese Skizze zeigt einen Längsschnitt durch ein menschliches Energiefeld. Die gestrichelten Linien deuten SOEFs an. Jedes dieser SOEFs existiert an der Grenze der Lichtgeschwindigkeit. Tachyonen treten vom Überlichtraum aus mit den einzelnen SOEFs in Wechselwirkung, entsprechend der Ladung dieses Feldes. Der universelle Bauplan verdichtet sich schrittweise von den feinen Bereichen am äußeren Rand, die auch die höher frequenten Anteile unseres Körpers darstellen, zu den immer dichteren Anteilen im Zentrum des Bildes. Blockademuster werden von den jeweils dichteren Feldern übernommen und bedeuten eine gestörte Übersetzung des Bauplanes, die bis in die physische Ebene unseres Seins (= Krankheit, Schmerzen, Fehlfunktionen ...) ihre Spuren hinterläßt, angedeutet durch den grauen Schatten hinter der Blockade.

18

Vorher wollen wir noch einen Blick auf die SOEFs werfen: Wir wissen bereits, daß SOEFs knapp unterhalb der Lichtgeschwindigkeit arbeiten und von Tachyon die nötige Energie beziehen, um die optimale Funktion der ihnen entsprechenden Frequenzen bzw. Formen aufzubauen und zu erhalten. Ist eine optimale Balance der Form erreicht, verringert das SOEF die Arbeit und zwar so lange, bis irgendwelche Einflüsse diese Balance wieder stören und Korrekturen nötig machen. Wir erleben diesen Balanceakt, bei dem es darum geht, die bestmögliche Form zu entwickeln, als dynamischen Wechsel von Ordnung und Chaos. In diesem Sinne spielt das Chaos die Rolle eines Lehrers, der die Chance verleiht, zu lernen, sich in immer höhere Ebenen von Ordnung zu entwickeln. Die Krankheit ermöglicht uns die Korrektur eines Kurses, der von unserem allumfassenden Plan in der Schöpfung abweicht. Sie lehrt uns – hier vor allem Schmerzen – genau hinzuspüren und wahrzunehmen, was in unserem Leben aus der Balance geraten ist. In diesem so elementaren Wechselspiel von Ordnung – Chaos – Ordnung – Chaos – Ordnung ... besteht die Aufgabe der SOEFs also darin, in einem Feedbackmechanismus die Welt der Frequenzen und Formen untereinander und auch mit der Quelle (= NPE) – via Tachyon – in Verbindung zu halten und so eine interaktive Evolution allen Lebens zu ermöglichen.

Die Qualität dieser Aufgabe hängt unmittelbar mit dem energetischen Zustand des subtilen Feldes zusammen. Den Forschungsergebnissen von Dr. Gabriel Cousens (ausführlich dokumentiert in seinem gemeinsam mit David Wagner verfaßten Buch „Tachyon Energie" verdanken wir folgende Erkenntnisse zur Funktion von SOEFs:

„Gemäß dem heutigen Wissenstand können nur zwei Faktoren die Ladung von menschlichen SOEFs aufbauen und stärken: 1. Lebendige Nahrung (reich an lebenden, hochkomplexen SOEFs) und 2. Tachyon-Energie".

Wenn Sie an dieser Stelle erwarten, daß diverse Heilmethoden angeführt sein müßten, sind Sie im Irrtum. Alle bis jetzt auf diesem Planeten entwickelten Heilsysteme arbeiten auf der Basis von Frequenz – und Frequenzen können SOEFs nicht stärken. Den wissenschaftlichen Nachweis für diese Behauptung finden Sie in oben genanntem Werk von David Wagner und Dr. Gabriel Cousens, erbracht von einem renommierten amerikanischen Speziallabor, das sich seit 18 Jahren der Erforschung der menschlichen DNS widmet, und wie man wohl der Krankheit „Altern" Herr werden könnte.

Andererseits sind die Einflüsse, die unsere SOEFs schwächen bzw. zerstören können, so zahlreich, daß ich nur deren Spitzenreiter anführen möchte (siehe auch das Thema: „Entgiftung"):

1. Einflüsse von außen: (Schwächung der SOEFs durch den Entzug von ordnender Energie und Blockierung auf der physischen Ebene) tote, durch Kochen, Strahlung, Mikrowelle etc. denaturierte Nahrung, chemische Medikamente, Herbizide, Pestizide, Abgase, verschmutztes, energieloses Wasser, Elektrosmog, Lärm ... also die Errungenschaften unserer technikorientierten Zivilisation.

2. Einflüsse von innen: (Schwächung der SOEFs durch Blockade des Energieflusses im Energetischen Kontinuum auf der mentalen und emotionalen Ebene) blockierte Emotionen, Streß, blockierende Glaubensmuster ... die Kehrseite unseres freien Willens.

Grundsätzlich gilt, daß jede (!) zugeführte Frequenz, die außerhalb des Bereiches schwingt, den das SOEF betreut und niedriger organisiert ist, dieses schwächt oder zerstört, abhängig von der Art, der Intensität und der Dauer des Einflusses. Deshalb ist es so elementar wichtig, bei jeder Anwendung von Frequenzen, die der Absicht des Heilens dienen, zu wissen: Was genau ist die Störung (Form und Frequenzbereich), was die Ursache, welche Heil-Frequenz setze ich ein (z. B. Akupunkturpunkte, homöopathisches Mittel, Pflanzenmittel, Gesprächsstrategien, Medikamente ...), welche Dosierung verwende ich und wann höre ich wieder auf! Die Erfüllung dieser Forderungen für den verantwortungsvollen Umgang mit Frequenzen setzen einen guten Heiler gleich mit einem Künstler. Es setzt voraus, daß ich als Heilkundiger die Wirkung meiner Einflußnahme am Patienten genau beobachten und einschätzen kann. Ich muß offen sein, auf allen Kanälen die Hinweise wahrzunehmen und richtig zu deuten, die einen Heilungsprozeß von einer Verschlimmerung durch meine Maßnahmen unterscheiden helfen.

Da eine Frequenz (Heilmethode) an sich weder Intelligenz besitzt, um im richtigen Moment aufzuhören, noch der Körper die Möglichkeit hat, die angewandten Frequenzen zu ignorieren, liegt alle Verantwortung bei dem Menschen, der sie anwendet. Stoppe ich z. B. nicht zum richtigen Zeitpunkt die Anwendung, schädige ich die SOEFs genauso, als würde ich mich in der nötigen Intensität vergreifen, oder in der Wahl des richtigen Mittels. Seriöse, naturheilkundlich orientierte Therapeuten bzw. Heilkundige stimmen darin überein, daß ihre therapeutischen Möglichkeiten die Patienten nur dabei unterstützen sollen, ihre Selbstheilungskräfte zu aktivieren. „Die Natur heilt!" Das wissen alle Heilkundigen, die ihr Heiler-Ego abgespeckt haben und offen und mit Demut der unglaublichen Komplexität des Systems „Mensch und seine Krankheit" gegenüberstehen.

Auf unser Modell zugeschnitten heißt obiger Grundsatz: Nur intakte, freischwingende, verbundene SOEFs heilen! Frequenzen bzw. Heilmittel dienen bei ganzheitlicher Heilung lediglich als Krücken oder Blockadelöser auf der Ebene der gestörten Form. Erst, wenn der Körper die entsprechenden SOEFs wieder aufgebaut hat und diese ihre ursprünglich vorgesehene Funktion wieder aufnehmen, geschieht Heilung. Danach müssen die verwendeten Krücken sofort weggelegt werden, da sie ansonsten die von den SOEFs hergestellte Balance wieder zerstören. Die Unterstützung der Selbstheilungskräfte war bis zur Erfindung des Tachyonisierens nur durch die Zufuhr hochgela-

21

dener lebendiger SOEFs wie z. B. aus rohem Obst und Gemüse aus natürlichem Anbau möglich. Lebendige Ernährung ist für Heilung und Entwicklung essentiell. Ebenso das Vermeiden von schädlichen Einflüssen auf unsere SOEFs, wie sie weiter oben schon aufgezählt wurden. Wie Sie sich in vielen Fällen vor Störeinflüssen einfach und effektiv schützen können, finden Sie in den Beschreibungen der tachyonisierten Werkzeuge im nächsten Kapitel.

Tachyon-Energie – total anders

Mit all dem vorangegangenen Hintergrundwissen wird klar, worin der einzigartige Effekt bei der Nutzung von Tachyon für Heilung und Entwicklung liegt: Die Zufuhr von Tachyonenergie, mittels der in diesem Buch vorgestellten tachyonisierten Werkzeuge, bewirkt die Stärkung gestörter SOEFs. Diese stellen dann, gemäß ihrer ganz individuellen Möglichkeiten und Dynamik, die optimale Balance für die von ihnen gebildeten Formen wieder her und erhalten sie aufrecht.

Tachyonenergie ist demnach der direkteste Weg, die Selbstheilungskräfte der SOEFs zu stärken. Anders als bei Frequenzanwendungen, kann es *keine Überdosierung* an Tachyonen geben, *keine zu lange Anwendung*, und um das richtige Mittel brauche ich mich auch nicht zu kümmern.

Alle tachyonisierten Werkzeuge geben immer nur Tachyonenergie ab, die *alles Potential* des Universums, für *alle Formen* in optimaler Weise beinhaltet. Das erklärt weiter, daß z. B. ein und dieselbe tachyonisierte Glaszelle sowohl am Kopf, Bauch, Arm oder wo auch immer gebraucht, eingesetzt werden kann.

Aus der Fülle der Tachyonenergie transformieren SOEFs genau die Frequenzen, die eine optimale Funktion der entsprechenden Form (Organ, Drüse, Chakra, verletzter Körperteil ...) ermöglicht. Ist die Balance (= Heilung) einmal erreicht, beendet das SOEF selbst diesen Prozeß. Eine weitere Zufuhr von Tachyonenergie bleibt ohne jede Wirkung.

Ausnahmslos alle (!) Erscheinungen und Symptome im Zusammenhang mit der Anwendung von tachyonisierten Materialien sind die regulierende und Balance erschaffende Aktion von SOEFs! Wir nennen die Folgen dieses Reinigungsprozesses *Entgiftung!*

Wann immer Entgiftung für den Tachyon-Anwender geschieht, sollte sie als nötige Aufräumungsaktion begrüßt werden. Läuft dieser Prozeß zu heftig ab, genügt es meistens, die Zufuhr der Menge von Tachyonenergie zu reduzieren, was die entsprechenden SOEFs ihre Arbeit langsamer und sanfter vollbringen läßt. Es ist auch möglich, einen speziell ausgebildeten Tachyon Practitioner aufzusuchen, dem Hilfsmittel und Wissen zur Verfügung stehen, durch solche Entgiftungsprozesse mit großer Geschwindigkeit und Anmut hindurchzuhelfen (siehe auch *TLC-Bars & Bifurkation,* Seite *138 - 142).*

Das Modell des Energetischen Kontinuums in der Praxis

Zusammenfassend noch einmal eine Übersetzung des Modells der SOEFs und des Energetischen Kontinuums (EK) in die Praxis. Alle Frequenzen und Formen dieses Universums, vom kleinsten Pion bis zur größten Galaxis, werden von jeweils einem entsprechenden SOEF in ihrer individuellen Form gehalten. Über den Kontakt mit den Tachyonen erzeugt dieses SOEF exakt die Frequenzen, die nötig sind, um den perfekten Bauplan aus der NPE in unserem Universum von Raum und Zeit zu manifestieren.

In der Darstellung des EK auf Seite 12 nehmen wir die Leber eines Menschen als Beispiel. Alle Informationen und Frequenzen, welche die Leber als Gesamtes für ihre optimale Funktion benötigt, werden durch das entsprechende SOEF gesteuert: Eingebunden in das übergeordnete Körper-SOEF, koordiniert es das Zusammenspiel sämtlicher die Leber bildenden Zellen, Gewebe, Moleküle samt Stoffwechsel, Atome, Elementarteilchen, bis zum Pion. Alle Informationen für Funktion und Aufbau übersetzt dieses Leber-SOEF aus dem perfekten, vom Tachyon vermittelten, individuellen Bauplan. So baut es aus den Komponenten der zugeführten Nahrung die physische Form der Leber auf, samt ihren vielschichtigen Aufgaben.

Je höher organisierte SOEFs diese Lebensmittel wie z. B. biologisch angebautes, rohes Obst und Gemüse besitzen, um so bessere Bausteine hat unser Leber-SOEF zur Verfügung, um seine Aufgabe zu erfüllen. Setzen wir uns Frequenzen aus, die das Leber-SOEF schwächen, wie Alkohol, Medikamente, Fleisch, bestimmte Drogen und Vergiftung durch einen gestörten Darm, behindern wir die Umwandlung von Tachyonenergie in eine balancierte Leberfunktion.

Dasselbe erreichen wir durch unsere Fähigkeit, mit unserem FREIEN WILLEN Blockaden im Energetischen Kontinuum zu kreieren. Im Falle der Leber kann z. B. unterdrückte Wut das Leber-SOEF soweit blockieren, daß auf der physischen Ebene die Stoffwechselleistungen nicht mehr ausreichend koordiniert werden können. Ist ein kritischer Punkt erreicht, ab dem das Leber-SOEF seine erhaltende Funktion nicht mehr ausführen kann, fällt die Leber auf eine niedrigere Stufe der Ordnung ab. (Dieser Prozeß ist noch ausführlicher auf Seite 140 unter „Bifurkation" beschreiben). Wir nennen das Funktionieren auf einer niedrigeren Stufe der Ordnung Krankheit (z. B. Fettleber, Zirrhose, Krebs).

Da eine gesunde Leber in einem bestimmten, relativ konstanten Frequenzbereich schwingt, ist es möglich, durch die Zufuhr entsprechender Frequenzen (Heilmittel) von außen, den Zerfall der Form ins Chaos zu stoppen. Voraussetzung ist, daß die richtigen Mittel in der richtigen Intensität Anwendung finden. Ohne gleichzeitige Stärkung der SOEFs findet allerdings keine Heilung statt, das Absetzen der „Krücken" führt zu weiterem (Ver)fall.

Abhängig vom Zustand der SOEFs des gesamten Körpers, können daraufhin die geschädigten SOEFs der Leber wieder aufgebaut werden. Es müssen allerdings entsprechende Baustoffe durch lebendige Nahrung zugeführt und die schädigenden Einflüsse gestoppt bzw. ausgeräumt werden. Durch die Verwendung der falschen Frequenzen und nicht förderlicher Strategien wird der Zerfall intensiviert, da der Körper über keinen Feedbackmechanismus gegenüber fremden Frequenzen verfügt. Das gleiche passiert bei zu langer Anwendung von Frequenzmitteln. Die Heilung der Leber mit Hilfe von frequenzspezifischen Methoden ist ein untrennbares Zusammenspiel zwischen Unterstützung mit den exakten Heilmitteln durch qualifizierte Heilkundige und, in noch größerem Ausmaß, bewußtem Wandel der krankmachenden in eine das Leben fördernde Lebensweise.

Schon Hippokrates, nach dessen Vorbild alle Ärzte ihren Eid schwören müssen, erkannte in genau diesem Punkt die Grenzen seiner Heilkunst. So soll auf der Eingangstür zu seiner Praxis geschrieben gewesen sein: „Leidender! So du nicht bereit bist, die Ursachen deines Leidens aus deinem Leben zu verbannen, weiche von dieser Schwelle, um nicht meine kostbare Zeit zu stehlen!" Der wesentliche Aspekt für jede Heilung und Entwicklung, nämlich aus dem Leiden zu lernen und sich zu immer höheren Ordnungen zu entfalten, entscheidet letztendlich auch darüber, ob der Einsatz von Tachyonenergie zum erwünschten Resultat führt.

Die unvergleichliche Wirkung der Anwendung von Tachyonenergie liegt in der Aktivierung der SOEFs. Dies ist durch keine Frequenzeinwirkung zu erreichen! Es entfallen bei der Anwendung tachyonisierter Hilfsmittel für alle Leidenden und professionellen Heilkundigen die gesamten Risiken und Nebenwirkungen, die frequenzspezifischen Therapiemethoden zu eigen sind.

Grundlagenbegriffe zur Tachyon-Energie

Nullpunktenergie
(NPE)
schneller als Licht
formlos
grenzenlos
überall gleichzeitig
keine Frequenz
keinen Spin
keine Gravitation
Quelle aller Energien
trägt 100 % perfektes
Potential des gesamten
Universums
in sich

Tachyonen
schneller als Licht
grenzenlos
unerschöpflich
keine Frequenz
keinen Spin
keine Gravitation
Quelle aller Energien
100 % perfektes
Potential des gesamten
Universums
in sich:
Zu Form kondensierte
NPE

S.O.E.F.s
(Subtile Organisierende EnergieFelder)
existieren knapp unterhalb der Lichtgeschwindigkeit
übersetzen die Baupläne aus den Tachyonen in
entsprechende Frequenzen,
um die Energieformen, die in sie eingebettet sind,
aufrechtzuerhalten.
Werden durch Tachyonen gestärkt, durch fremde,
vor allem dissonante, chaotische Frequenzen geschwächt.
Erhalten jede individuelle Form in seiner Balance.
Göttlicher Feedback-Mechanismus

Frequenzen
Durch S.O.E.F.s erzeugt und in Form gehalten –
haben Schwingungen und/oder Spin
bewegen sich langsamer als Licht – haben eine Form
Wechselwirkungen nur mit anderen Frequenzen:
z. B. durch Resonanz, Modulation, Interferenz, …
besitzen keine Intelligenz, deshalb sollte sie den Anwender zieren
Alle bisher auf diesem Planeten entwickelten Therapieformen
arbeiten mit Frequenzen

Anwendungen mit tachyonisierten Werkzeugen, die im nächsten Abschnitt vorgestellt werden, z. B. für die betroffene Leber, oder für alle anderen Störungen, die wir entwickeln können, stärken nur die jeweils betroffenen SOEFs. Diese leiten dann ihrerseits den Heilungsprozeß ein und überwachen ihn, bis die perfekte Balance – die natürliche Funktion – wiederhergestellt ist. Ist dieser Zustand erreicht, hat eine gesteigerte Zufuhr an Tachyonen keine Wirkung mehr.

Die Aufnahme von lebendiger Nahrung und das Vermeiden von schädigenden Einflüssen spielen, wie bereits erwähnt, auch mit der Anwendung von Tachyon eine entscheidende Rolle. Das Wachsen an den Störungen, das Lernen aus den Konsequenzen unseres FREIEN WOLLENS, bleibt immer noch *die* Bedingung für wirkliche Heilung und Entwicklung.

Gratulation! Sie haben es geschafft, sich mit mir durch eine hochaktuelle Theorie hindurchzutasten, die für ein tiefgehendes Verständnis der Tachyon-Wirkung unumgänglich ist. Ich überlasse es Ihnen, an dieser Stelle Ihre Schlüsse zu ziehen, was die Möglichkeit der direkten Nutzung von Tachyon durch tachyonisierte Materialien für eine Menschheit bedeutet, die dabei ist, nicht nur die SOEFs ihrer einzelnen Individuen, sondern der gesamten Biosphäre zu entladen und zu erschöpfen – und was es für Sie ganz persönlich bedeutet, ein Hilfsmittel in die Hand gelegt zu bekommen, das es möglich macht, aus dieser Mühle auszusteigen, um mit der eigenen Heilung einen wesentlichen Beitrag für die Heilung des gesamten Planeten zu leisten.

Im vorgestellten Modell finden wir die Grundlagen, um die häufigsten Fragen, die während der Anwendung tachyonisierter Produkte auftauchen, beantworten zu können. Mit diesem Wissen im Gepäck brauchen wir die Heilungen, die mit Tachyon-Energie einhergehen, nicht mehr in den Bereich von Wundern anzusiedeln. Wir erkennen die Natürlichkeit der Prozesse und wissen, wie wir sie unterstützen können. Sie sind nun bereit, wenn Sie wollen, mit Hilfe der nächsten Kapitel Ihren individuellen Plan zu erstellen, wie Sie mit diesen wunderbaren Tachyon-Werkzeugen Ihre eigene Heilung und Entwicklung unterstützen können, genauso wie die Ihrer Familie, Patienten/Klienten, Freunde, (Haus-)Tiere, Pflanzen, und damit des gesamten Planeten.

Bevor wir uns ganz und gar in die praktische Seite der Tachyon-Technologie versenken, sollten Sie noch ein wenig über Hintergründe ihrer Erfindung erfahren. Folgen Sie mir also durch Zeit und Raum in das Leben eines Mannes mit außergewöhnlichen Gaben:

David Wagner und der Prozeß des Tachyonisierens

Bereits in seinem 10. Lebensjahr begann die Karriere von David Wagner als Techniker und Erfinder. Mit der Erfindung eines Generators, der drei Glühbirnen zum Leuchten brachte, konnte er den ersten Preis eines Wettbewerbes für sich entscheiden. In dieser Zeit war er in seinem Verwandten- und Bekanntenkreis wegen seiner unstillbaren Neugierde für den Inhalt und die Funktion sämtlicher elektrischen Haushaltsgeräte allseits gefürchtet.

Sein Erkenntnisdrang führte ihn dazu, diese Geräte zu zerlegen. War dieser Wissensdurst gelöscht und der Zauber gelüftet, blieben oft genug die Einzelteile zurück. Seine Fähigkeit, Energien fließen zu sehen, sowohl in Lebewesen, als auch in technischen Geräten, ermöglichte ihm ein tiefes Verständnis dafür, wie Leben auf den verschiedensten Ebenen der Manifestation funktioniert.

Bevor ihn ein schwerer Unfall zum Empfänger einer Vollinvalidenrente des Staates Kalifornien machte, war er leitender Ingenieur einer der größten amerikanischen Elektronikkonzerne. In dieser Funktion koordinierte er die Arbeit von 134 Mitarbeitern, die an der Hard- und Software für die Boden/Luftüberwachung aller amerikanischen Flughäfen arbeiteten. Zusätzlich zu dieser Aufgabe war es ihm möglich, in seinem technischen Labor, das auf ca. 400 Quadratmetern mit den modernsten Gerätschaften ausgestattet war, Forschungen unter anderem auf den Spuren von Nikola Tesla und dessen Entdeckungen im Bereich freier Energie zu betreiben.

Parallel zu Technik und Wissenschaft war David Wagners Leben geprägt von Spiritualität und Heilkunst. Im Alter von sieben Jahren eröffnete sich ihm mit einem Mal ein völlig neues Erleben dieser Welt. Blitzartig verwandelte sich seine gewohnte Welt fester Formen in ein ununterbrochenes Fließen von Energie. Dieses Ereignis konfrontierte ihn zusätzlich mit der Fähigkeit, Gedanken anderer Menschen so zu „hören", daß er sie anfangs nicht von gesprochenen Worten unterscheiden konnte. Dies führte unter anderem in der Schule zu Situationen, die nicht selten mit Prügeln Seitens eines wütenden Lehrers endeten, der Antworten auf seine Gedanken, die ganz anders waren als seine Worte, erhielt. Insgesamt war es ein mühsamer Prozeß für den kleinen David, mit diesen neu gewonnenen Fähigkeiten ein normales Leben führen zu können. So ganz gelang es ihm natürlich nicht, sich einer amerikanischen Norm einzufügen.

Zu der Zeit, als er leitender Techniker in oben erwähnter Firma wurde, mit langen Haaren und lässigem Outfit, hatte er einen geregelten Job mit sehr gutem Verdienst, war verheiratet, hatte einen Sohn. Zusätzlich aber leitete er auch Meditationsgruppen, führte einen Laden mit Kristallen aus eigenen Minen, die schon seit drei Generationen im Besitz der Familie waren und gab Workshops zum Heilen mit ebensolchen Kristallen und mit dem Auflegen von Händen.

Der Prozeß der Vereinigung dieser beiden Seiten seines Lebens setzte ein, als ein schwerer Unfall ihn aus diesem Lebensablauf, mit dem er hochgradig zufrieden gewesen war, herausriß. In seiner morgendlichen Meditation angekündigt als ein Tag, der sein Leben zu seinem Besten verändern würde, endete dieser für David mit einem dreifachen Bandscheibenvorfall.

Ein voller Aktenschrank war beim Übersiedeln von einem Büro in das andere auf ihn gefallen und beendete mit einem Mal seine Karriere als Techniker, Gruppenleiter, als glücklicher Ehemann und Vater. Als unheilbar diagnostiziert, nach mehreren schmerzhaften und erfolglosen Operationen, unfähig, ohne Schmerzen zu gehen, zu stehen, zu sitzen, zu liegen, als Vollinvalide auf Lebenszeit eingestuft, schien sein Leben gelaufen.

Am tiefsten Punkt seiner Krise, nach Anfällen von Zorn und Verzweiflung über sein Schicksal, erinnerte er sich an die Art und Weise, wie er früher zu Antworten auf brennende Fragen gekommen war. Statt zu beklagen und zu beschimpfen, stellte er nun die einfache Frage, die ihm in der gesamten Leidenszeit nie eingefallen war: „Was ist der nächste Schritt für meine Heilung? Was kann ich tun? ".

In diesem Moment formten sich all seine technischen und spirituellen Erfahrungen und Entdeckungen zu einem Bild, das im Bauplan und im Verständnis der exakten Funktionsweise des Tachyonisierens gipfelte. (An dieser Stelle möchte ich darauf verweisen, daß viele Erfindungen und Erkenntnisse, die die Welt veränderten, auf diese oder ähnliche Weise geboren wurden: z. B. Relativitätstheorie von Albert Einstein, Atommodell von Niels Bohr, Benzolstruktur von Kekule ...)

Um diesen Bauplan umzusetzen, mußten allerdings noch einige Hürden überwunden werden. Die dauerhaften Schmerzen bekam er mit Medikamenten in den Griff. Mit seinem vorausgezahlten Erbteil und dem seines Bruders – von allen nun für total verrückt erklärt – gelang es ihm, notwendige Bauteile für seine Tachyonisierungskammer gefertigt zu bekommen. Dies war und ist immer noch nicht einfach, denn diese Bauteile erfüllen zu keiner Technologie, die es zur Zeit auf dem Planeten gibt, eine sinnvolle Aufgabe. Das erkannte natürlich die besagte Firma, die

fähig war, so etwas zu bauen. Erst mit dem nötigen „Klein-
geld" konnten sich die Betreiber dazu überreden lassen,
so einen „sinnlosen Schwachsinn" herzustellen.

Als nun der Stapellauf dieses ersten Gerätes bevorstand,
schickte David erst einmal seine Familie aus dem Haus,
programmierte das Telefon auf Notruf bei Knopfdruck und
startete mittels Fernbedienung aus dem Nebenraum – man
konnte ja nie genau wissen! In den sechs Stunden, in denen der Prototyp der Tachyonisierungskammer reibungslos lief, war es David möglich, sämtliche Mängel seiner
Konstruktion zu erkennen. Als schließlich nach dieser Zeit
die Maschine dem Feuer zum Opfer fiel, war bereits klar,
wie und vor allem daß das nächste Gerät 14 Tage würde
laufen können. Diese 14 Tage, das wußte David, waren
mindestens erforderlich, um das Material in der Kammer
in seiner subatomaren Struktur so zu verändern, daß es
selbst dauerhaft zu einer Antenne für Tachyon-Energie
werden konnte.

Und so war es dann auch. Das erste tachyonisierte Material – Glaszellen – diente nun dazu, innerhalb eines hal-
ben Jahres den Gesundheitszustand seines Rückens vollständig wiederherzustellen, das heißt: Uneingeschränkte
Beweglichkeit bei vollständiger Schmerzfreiheit. David
hatte sein Ziel erreicht und die Erfindung dieses Tachyonisierungsprozesses seinen Zweck erfüllt.

Nun blieb es natürlich nicht aus, daß sein Privatleben
wieder nach außen expandierte und Freunde und Bekannte
wissen wollten, wie er diese Heilung denn angestellt habe.
Aus der einen und anderen Anwendung an Freunden ex-
plodierte rasch die Nachfrage und so verwandelte sich sein
Büro in eine kleine Klinik.

Als dann schließlich die beiden Orthopäden, die in der
Stadt eine Schmerzklinik betrieben, an sich selbst die phantastische Wirkung von Tachyon erlebt hatten, geriet die Sache vollständig aus den Fugen. Weitere Kammern mußten
gebaut werden, weil die Klienten und Patienten die tachyonisierten Materialien mitnehmen wollten. Eine Klinik wurde

eröffnet, die einzig mit Tachyon arbeitete, um herauszufinden, was in dieser Erfindung tatsächlich drinsteckte.

Hier und in bald über 20 weiteren Praxen wurde geforscht, experimentiert und wurden die Erfahrungen mit Tausenden Menschen zusammengetragen, bevor die ersten tachyonisierten Artikel für die Öffentlichkeit freigegeben wurden. Das war im Jahr 1990.

Aus der Motivation heraus, sich selbst zu heilen, was David mit keiner ihm bis dahin bekannten Heilmethode gelungen war, entwickelte sich explosionsartig eine Technologie, in deren Potential die Heilung und spirituelle Entfaltung aller Menschen enthalten ist

In weiterer Folge umfassen die Einsatzmöglichkeiten tachyonisierter Werkzeuge auch die Heilung und Balancierung unserer durch gnadenlosen Einsatz zerstörerischer Technologien mehr und mehr aus den Fugen geratenden Biosphäre.

David Wagner hat dieses Potential erfaßt und erkannt, daß als erstes die Entwicklung des Bewußtseins der Menschen den Ausweg aus der weltweiten Krise weisen kann. So versteht er auch in erster Linie seine Erfindung des Tachyonisierens als Hilfsmittel für jeden einzelnen Menschen, den Kontakt zu seiner eigenen Göttlichkeit wiederzufinden. Aus dieser ganz direkten Rückverbindung kann man seinen individuellen Weg der Heilung und Entwicklung gehen, eingebettet in die Evolution der gesamten Menschheit und der Biosphäre dieses wunderbaren blauen Juwels Erde.

Hinweis zur Technologie des Tachyonisierens

Der Prozeß des Tachyonisierens ist zu 100 Prozent patentierbar. Dennoch hat sich David Wagner entschlossen, das Geheimnis (noch) nicht zu lüften. Anders als bei vielen seiner Vorgänger, die mit freier Energie geforscht haben, wird seine Erfindung nicht mehr verloren gehen, sollte David seine Daseinsform wechseln. An verschiedenen Orten verteilt liegen Videos, Baupläne und alle nötigen Informationen bereit, damit andere sein Werk sofort weiterführen können. Ein versuchter Anschlag auf ihn im Jahr 1992 hatte David für diese Thematik sensibilisiert.

Meine Begeisterung in den ersten Phasen meiner Berührung mit Tachyon und mein Wunsch, daß die ganze Welt davon wissen müßte und daß jeder tachyonisieren sollte, wich bald der ernüchternden Erkenntnis, daß diese neue Technologie, wie jedes Werkzeug, nicht nur zum Nutzen aller verwendet werden könnte. Und so bin ich heilfroh, daß ein Mensch dieses Geschenk verwaltet, dessen Intelligenz und Integrität nicht an wirtschaftlichen Gesichtspunkten zerschellen, sondern dessen Liebe für die Menschen und die Schöpfung überhaupt den alleinigen Maßstab für seine Handlungen darstellt.

So kann ich nicht erklären, wie Tachyonisieren funktioniert, weil das außer David niemand weiß. Wie es nicht funktioniert, kann ich aber an dieser Stelle verraten: Der Tachyonisierungsprozeß arbeitet nicht mit Frequenzen, Spin, Manipulation, Übertragung. Er ist keine Hochfrequenz-Spulentechnologie. Er benutzt keinen Klang, kein Vakuum, er hat nichts zu tun mit radionischen Geräten (z. B. SE-5) und Übertragung von Information. Tachyonisieren benutzt keine heilige Geometrie, um Produkte zu informieren, noch erfordert es Meditation und Gebet. Tachyon-Energie läßt sich in keinster Weise informieren, noch ist sie negativ, positiv, rechtsdrehend, linksdrehend, stark, schwach oder neutral. Der Prozeß gründet nicht auf Photonen-Technologie. Er benutzt weder Kristalle, noch Orgon-Technologien. Er benutzt keine Magnete. Tachyon wirkt völlig unabhängig vom jeweiligen Anwender.

Ich habe gelernt, mit dieser offenen Frage zu leben. Die unzähligen Erfahrungen an mir selbst, meiner Familie, mit Freunden, Patienten und mit Teilnehmern an Gruppen haben mir das sehr erleichtert.

David „life" zu erleben rückte diese Unsicherheit, nicht genau zu wissen, was hier eigentlich abgeht, dann vollkommen in den Hintergrund. Jahrelang bin ich durch Therapiezimmer und Ausbildungsgruppen gesurft, habe an so manchen Meisters Füßen verweilt, und ein Gespür entwickelt für Phantasten und Realisten, Genien und Hochstapler, Selbstlose und Egonauten, habe gelernt, genau hinzusehen und zu erkennen, was funktioniert und was nicht.

So kann ich jetzt aus ganzem, weitgereisten Herzen sagen: Tachyon funktioniert, David geht den Weg selber, den er anbietet, die treibende Kraft dahinter ist die lohnendste im ganzen Universum – also, worauf warten wir dann noch?

2. Kapitel

Tachyonisierte Produkte

Vorbemerkungen

Sie finden im Kapitel „Tachyonisierte Produkte" eine Einteilung in verschiedene Gruppen. Dies dient einzig und allein einem besseren Überblick über das zur Zeit erhältliche Angebot.

Der wesentliche Punkt und gemeinsame Nenner der hier vorgestellten Werkzeuge ist deren Antennenwirkung für Tachyon-Energie. In diesem Sinne wirken sie alle gleich! Und so ist das allerbeste Tachyon Werkzeug nicht in einem bestimmten Kapitel zu finden, sondern immer das, was Sie zur Verfügung haben. Erst in zweiter Linie bestimmen unterschiedliche Bedürfnisse, auf welchem Weg Tachyon-Energie am sinnvollsten und bequemsten an oder in den Körper gelangen soll. Darin liegt der Grund für die Entwicklung der verschiedenen Hilfsmittel.

Nie geht die Heilwirkung von diesen Materialien selbst aus, sie „vermitteln" lediglich Tachyon-Energie. Auch diese heilt nicht, sondern erst die körpereigenen SOEFs, die das Potential von Tachyon in die entsprechende Form/Frequenz übersetzen. So entscheidet also eine einfache Handhabung, die notwendige Intensität und der Weg, wie ich am besten an die gestörten SOEFs drankomme, die Wahl des Werkzeugs.

Die Antennenwirkung geht den Tachyonisierten Materialien nie mehr verloren. Auch kann nichts in dieser Welt der Frequenzen die überlichtschnellen Tachyonen aufhalten, von ihrer Bahn abbringen oder schwächen. Sie durchdringen alles und das völlig unbeeinflußbar.

Keine der in diesem Buch und im besonderen in diesem

Kapitel vorgestellten Ideen und Möglichkeiten ist dazu gedacht, eine notwendige Hilfestellung durch qualifizierte Ärzte oder Heilpraktiker zu ersetzen. In allen Fällen von gesundheitlichen Störungen, für deren Heilung Sie nicht die volle Verantwortung übernehmen können – oder glauben nicht zu können – rate ich, fachgerechte Unterstützung durch oben genannte, qualifizierte Heilkundige zu suchen.

Auch wenn die weltweit gewonnenen Resultate aus der Anwendung tachyonisierter Werkzeuge dies nahelegen, kann grundsätzlich kein Versprechen auf Heilung gegeben werden. Niemand Ernstzunehmender kann das. Der FREIE WILLE jedes einzelnen bleibt nach wie vor der Schlüssel für Heilung und wird auch durch Tachyon-Energie in keinster Weise übergangen, oder unterminiert. Der FREIE WILLE bestimmt auch, wie sehr ich den Heilungsprozeß, der von den Tachyonen ins Laufen gebracht wird, mit der entsprechenden Lebensweise unterstütze. So entstehen erst aus dem Gebrauch von FREIEM WILLEN und Tachyon-Energie jene unglaublichen Schicksalswendungen, die jeder, ohne den hier vorgestellten Hintergrund, als Wunderheilungen bezeichnen würde.

Die Beispiele aus der Praxis habe ich aus meinem eigenen Umfeld (Familie, Praxis, Freunde) gewählt. So kenne ich die meisten Beteiligten persönlich, und nur meine eigene Sichtweise steht zwischen deren gemachter Erfahrung und meiner Aufzeichnung. Ich habe auch absichtlich nicht „die besten" herausgesucht, sondern die Fälle, die mir spontan beim Schreiben eingefallen sind. Mir liegt es fern, irgend etwas beweisen zu wollen, vielmehr sollen die von Anwendern bereits gemachten Erfahrungen zu eigenem Erleben aufmuntern und inspirieren.

Wichtiger Hinweis!

Durch die weltweit großen Erfolge mit den tachyonisierten Werkzeugen gibt es unglücklicherweise einige Menschen, die ihren alten, frequenzspezifischen Werkzeugen den neuen Anstrich „Tachyon", oder „tachyonisiert" geben.

Ich möchte an dieser Stelle darauf hinweisen, daß es sich bei den in diesem Buch beschriebenen Erfahrungen mit den tachyonisierten Werkzeugen einzig und allein um die von David Wagner hergestellten tachyonisierten Produkte handelt. Sie erkennen diese daran, daß sie mit der (hier abgebildeten) geschützten Wort- und Bildmarke von Advanced Tachyon Technologies (ATT) versehen sind:

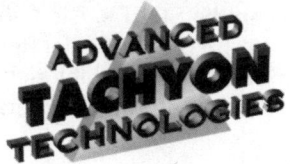

Um alle Irrtümer auszuschließen, sollten Sie die tachyonisierten Produkte nur bei autorisierten Vertriebspartnern von ATT erwerben.

Produkte mit gerichtetem – direktionalem Tachyonenfeld

Der Prozeß des Tachyonisierens verwandelt harte Materialien in Antennen, die Tachyon-Energie in nur eine Richtung fokussieren. Dadurch ergibt sich eine enorme Wirkung für ihren Einsatz bei Schmerzen und Störungen auf der physischen Ebene.

Zur Erinnerung: Je dichter das Tachyonfeld, um so schneller balancieren die SOEFs. Die Größe der direktionalen Produkte bestimmt die Größe der Region, in der diese Regulation stattfindet. Daraus ergibt sich die Faustregel: Möglichst immer den gesamten Schmerzbereich abdecken.

Zu den gerichteten Produkten zählen:
- Silica Disc
- Glaszellen
- Schmuck
- Flexcell 100
- Happy Soles

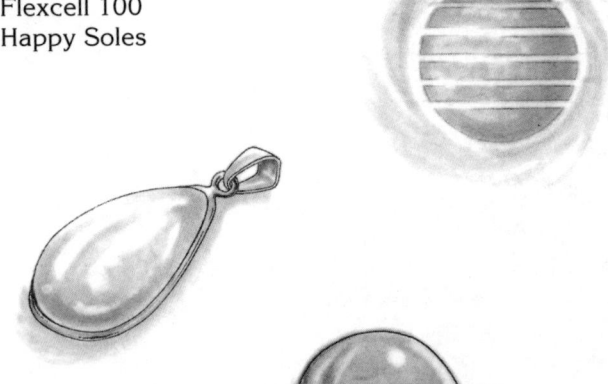

Tachyonisierte Silica Disc

Tachyonisierte Silica Discs bieten eine große Vielfalt an Anwendungsmöglichkeiten. Ausgangsmaterial ist reines Silizium Dioxyd (Quarz) in Pulverform, das unter hohem Druck zu Scheiben gepreßt wurde. Die hohe Moleküldichte führt zu einem entsprechend dichten = starken Tachyonenfeld, mit einer Länge von ca. 5 Metern im Durchmesser der Scheibe (ca. 10 cm).

Tip: Bewahren Sie Ihre tachyonisierten Silica Discs am besten in CD-Hüllen auf, um sie vor Bruch zu schützen. Sollte dennoch mal eine brechen, hat das auf das Tachyonisieren keinen Einfluß, nur auf die Richtung, in die Tachyonen abgegeben werden: je mehr Pulver, um so mehr ungerichtete Felder.

Anwendungsmöglichkeiten

Elektrosmog: Entstörung niederfrequenter Wechselstromfelder (ELFs)

Hintergrundwissen: Elektrosmog

Lange bevor David Wagner den Tachyonisierungsprozeß erfunden hat, galt ein wichtiger Teil seiner Arbeit als Wissenschaftler dem Problem, dem Elektrosmog mit seinen für uns Menschen katastrophalen Auswirkungen Herr zu werden. Die Entdeckung der Hintergründe der krankmachenden Wirkungen von ELFs verdanken wir David Wagners Forschungen als technischer Leiter der damals größten amerikanischen Elektronikfirma.

Die schädigende Wirkung der Elektrizität im Wohnbereich ergibt sich in erster Linie daraus, daß beim Transformieren von Starkstrom in Haushaltsstrom die SOEFFs geschwächt werden und dadurch chaotische Frequenzmuster entstehen. Die Form einer harmonischen Sinuswelle kann nicht länger aufrechterhalten werden und sie zerreißt an den Phasenwechseln. Trifft nun solch ein gestörtes Muster auf geordnete Frequenzen, so findet ein Ausgleich statt. Das Chaos ordnet sich auf Kosten der höheren Ordnung. Für Menschen, Tiere und Pflanzen bedeutet diese universelle Dynamik den Verlust von ordnender Energie (= Lebenskraft), sobald sie diesen chaotischen, „zerfransten" EM-Feldern (elektromagnetische Felder) ausgesetzt sind, ihre SOEFs werden geschwächt und entladen.

Wichtig: Nicht das ELF-Feld als solches ist der gefürchtete Elektrosmog, sondern die chaotische Struktur dieses Feldes, das kohärente = geordnete Energien von Lebewesen abzieht, um sich selbst zu harmonisieren.

Tachyonisierte Silica Scheiben, mit dem Tachyonfeld in Richtung Hauptsicherung angebracht, bewirken bereits im Sicherungskasten die Harmonisierung der chaotischen Schwingungsstruktur des Wechselstroms und damit eine Entstörung aller daran angeschlossenen Elektrogeräte. Damit hat die Entladung lebendiger Lebensmittel wie frisches Obst und Gemüse durch Kühlschrank, Entsafter oder Mixer ein Ende. Ob Föhn oder Computer samt Monitor, ob Lampen oder Kabel und Leitungen, der gesamte Wohnraum ist frei von Elektrosmog!

Verschiedene Studien an Labormäusen und Fruchtfliegen haben ergeben, daß Mäuse, die hinter einem andauernd eingeschalteten Computermonitor leben mußten, nicht länger als drei Monate überlebten, eine Vergleichsgruppe, ohne Einfluß eines Monitors, lebte 6 Monate.

Wir haben Mäuse im Bereich eines Monitors der gleichen Marke beobachtet wie bei obiger Versuchsanordnung, nur daß unser Monitor mit einer tachyonisierten Silica Disc entstört war. Die erste Maus der Gruppe starb nach 12 Monaten! Die restliche Testcrew, die auf eine beträchtliche Population angewachsen war, wurde freigelassen.

Ähnliche Verhältnisse ergaben Untersuchungen an Fruchtfliegenpopulationen.

Intelligenz- und Konzentrationstests an Studenten im

Einfluß von entstörten Computermonitoren lieferten Steigerungen der Leistung bis ca. 180 Prozent zur Vergleichsgruppe ohne Monitor. Die Gruppe hinter nicht entstörten Monitoren erlebte eine Leistungseinbuße, die etwa 60 Prozent betrug.

Diese Ergebnisse sind auch der Grund dafür, daß in fast jedem japanischen Computerladen tachyonisierte Silica Discs erhältlich sind und eine der großen Computerfirmen Japans sie serienmäßig in ihre Geräte einbaut.

Sollten Sie an die Sicherungen nicht drankommen (z. B. Arbeitsplatz, Büro ...) können Sie den Computermonitor entstören, indem Sie eine tachyonisierte Silica Disc, mit dem Tachyonfeld (Schriftseite) zum Gerät hin, an der Rückseite befestigen.

Erfahrungsbericht

Eine Kursteilnehmerin aus München berichtete von ihrer Katze, die zeitgleich mit dem Anbringen der Silica Disc im Sicherungskasten nicht mehr in der Wohnung geschlafen hat. Der einzige Platz im Haus, in dem sie von da an residierte, war der Heizraum. Bis dahin hatte die Katze alle Versuche, sie aus dem Wohnbereich auszusiedeln, vollkommen ignoriert. Interessanterweise war der Heizungskeller der einzige Raum im Haus, der nicht entstört war, weil ihn ein anderer Stromkreis versorgte. In der Radiästhesie gelten Katzen als sogenannte „Strahlensucher", d. h. sie suchen oft Ruheplätze, die für Menschen als gesundheitsgefährdend eingestuft werden.

Wasserqualität

Die Rolle von lebendigem Wasser für unsere Gesundheit ist essentiell. Dem rasanten Verfall der Qualität unseres Trinkwassers stehen zahlreiche Versuche entgegen, die sich um dessen Wiederbelebung bemühen. Beim Thema *„Tachyonisiertes Wasser"* finden Sie einige Grundlagen zur Bedeutung der Wasserqualität für Lebewesen. An dieser

Stelle zeige ich auf, wie einfach und effektiv Tachyonen für die Verbesserung der Wasserqualität einsetzbar sind.

Aufladen von Wasser mit der tachyonisierten Silica Disc: Einfach das Glas oder die Flasche Wasser auf die Scheibe (Schrift nach oben!) stellen. Im Tachyonenfeld beginnen die SOEFs des Wassers sofort zu balancieren und die Struktur der Wassermoleküle zu optimieren. Nach bereits wenigen Minuten ergibt sich eine deutliche Erhöhung der biologischen Aktivität, das Maximum ist dann nach etwa 6 -8 Stunden erreicht. Diese Zeit ergibt sich aus der Masseträgheit der Wassermoleküle. Abhängig von den umgebenden Energien entlädt sich das Wasser wieder, wenn es von der Scheibe genommen wird. Selbst nach einer Woche liegt aber die Qualität noch immer weit über dem Ausgangswert. Bei einer aufgestellten Scheibe können im gesamten 5 m langen Feld viele Flaschen, das gesamte Obst und viel Gemüse aufgeladen werden!

Sprossen und Keimlinge wachsen auf tachyonisierten Silica Discs in optimaler Balance, meistens heißt das auch: schneller und größer. Ein einfacher Versuch, der jeden überzeugt.

Pflanzen allgemein lieben lebendiges Wasser und gedeihen üppig und mit strahlender Gesundheit, wenn sie regelmäßig mit aufgeladenem Gießwasser versorgt werden.

Für das Aufladen von Wasser können auch Handbänder (um ein Glas), Glaszellen, Flexcell, Happy Soles eingesetzt werden. Ist dabei nicht die gesamte Menge Wasser im Tachyonenfeld, dauert das Laden einfach etwas länger.

Erfahrungsbericht

Swimmingpool- und Therapiebeckenbesitzer, die tachyonisierte Silica Discs in ihren Becken angebracht haben, berichten über eine deutliche Zunahme an Wohlbefinden im Wasser und auch eine deutliche Reduktion der Maßnahmen zum Reinhalten des Beckens. Bei der Desinfektion mit chlorhaltigen Substanzen ist zu bedenken, daß Chlor in einem Tachyonenfeld schneller in seinen gasförmigen Urzustand zurückkehrt. Die erhöhte Wasserqualität erlaubt

42

dann auch geringere Konzentrationen an diesen doch giftigen Stoffen.

Für die Menge an tachyonisierten Silica Discs gilt: Je mehr Scheiben, um so schneller ist das Ladungsmaximum erreicht. Das Halten dieses Niveaus ist dann durch eine einzige Scheibe möglich.

Zur Erinnerung: Im Tachyonfeld geladenes Wasser ist *nicht* tachyonisiert. Um Wasser zu tachyonisieren, muß es für 14 Tage durch David Wagners Tachyonisierungsprozeß. Erst hier kann eine subatomare Neustrukturierung stattfinden, die es zu einer Antenne für Tachyonenergie werden läßt.

Schlafqualität
Hintergrundwissen: Schlaf

Wenn wir schlafen, durchlaufen wir im rhythmischen Wechsel mehrere Phasen, die mit entsprechenden Hirnaktivitäten (Frequenzmuster) einhergehen. Die Traumphasen spielen sich in Bereichen nahe dem Wachzustand ab, während die meisten und wichtigsten Regenerationsarbeiten unseres physischen Körpers in relativ kurzen, traumlosen, unbewußten Tiefen stattfinden. In dieser Zeit füllen wir entleerte Speicher wieder auf, um für den nächsten Tag gerüstet zu sein. Ein ungestörter Tiefschlaf führt morgens zum Gefühl, fit und ausgeschlafen zu sein, unabhängig davon, ob ich 5 oder 10 Stunden geschlafen habe, da nicht die Schlaflänge, sondern die Schlaftiefe die entscheidende Rolle spielt. Neben anderen störenden Einflüssen sind es vor allem zu starke Traumaktivitäten, die ein Abtauchen in diese Bereiche verhindern und meist von blockierten bzw. stagnierenden Energien in unserem Emotionalkörper provoziert werden.

Auch hier können wir eine tachyonisierte Silica Disc sinnvoll einsetzen. Am Kopfende des Bettes angebracht, mit der Schrift in Richtung Füße zeigend, ca. 10 cm oberhalb oder unterhalb der Körperoberfläche. Auf keinen Fall soll-

43

te das Tachyonenfeld durch den Körper zeigen, da hierbei Balancierungsprozesse ausgelöst werden, die ihrerseits das Absinken in die benötigten Schlaftiefen verhindern können. Ziel ist einfach ein kontinuierlicher „Strom" an Lebensenergie durch die feinen Bereiche des Energiefeldes, um stagnierende und überschießende Bewegungen während des Schlafes zu harmonisieren.

Viele Anwender berichten über verstärkte Traumaktivitäten v. a. in den ersten Nächten nach Anbringen der Scheibe. Die meisten von ihnen fühlten sich aber am nächsten Morgen zu ihrer Verwunderung ausgeschlafen und fit.

Die selbe Hilfestellung ist auch am Krankenbett, vor allem bei Schwerkranken und Sterbenden, einfach durchzuführen und sehr effektiv. Hier gilt es, den Fluß der Lebensenergien aufrechtzuerhalten oder wieder anzuregen, sei es, um den Genesungsprozeß zu unterstützen, oder sei es, um ein anmutiges Überwechseln in die nächste Daseinsform zu erleichtern.

Wäre folgende Geschichte nicht in meiner eigenen Familie passiert, ich hätte sie nicht für möglich gehalten:

Erfahrungsbericht

Ein 60 Jahre alter Mann wird mit akutem Nierenversagen ins Krankenhaus gebracht. Die katastrophalen Laborwerte fügen sich stimmig in das Gesamtbild ein: Ihm ist nicht mehr zu helfen. Aus diesem Grund haben die Ärzte auch keine Maßnahmen unternommen, außer ihm ein Zimmer zuzuweisen, in dem er – ungestört – die Nacht, die er nicht überleben würde, zu verbringen. Seine Tochter hatte ihm noch eine Silica Disc ans Bett gehängt, „ ... weil es sicher nicht schadet, vielleicht hilft es ja!" Als am anderen Morgen die Nachtschwester in das Zimmer kommt, findet sie, statt eines Leichnams, den es zu versorgen gilt, einen im Bett sitzenden Patient vor, der vor sich hin schimpft. Nach einer Woche verläßt er zu Fuß die Klinik, nicht ohne die Scheibe mitzunehmen, an deren Ursache für seine Genesung er allerdings nicht glaubt.

Reinigen von Kristallen

Aufgrund ihrer spezifischen Struktur in Verbindung mit Gravitationskräften sind Kristalle fähig, elektromagnetische Schwingungen zu binden und zu verstärken – chaotische, technische Felder ebenso wie Frequenzen im Bereich menschlicher Gedanken und Emotionen. Das Reinigen von Kristallen unter fließendem Wasser ist eine wenn auch wirkungsarme Methode. Kristalle in Kochsalz zu „reinigen" kann zur Verletzung des Kristalls führen. Kochsalz dehnt sich bei Feuchtigkeit mehr aus als der Quarzkristall und sprengt dabei feine Risse in seine Oberfläche. Nicht alle Menschen, die Kristalle lieben, beherrschen die Techniken zur mentalen Reinigung, das, abgesehen von Tachyon-Energie, am weitaus wirkungsvollste Verfahren. So stehen viele Kristalle in Wohnungen und Läden herum und verstärken und senden ununterbrochen die gesammelten, chaotischen Schwingungsmuster.

In einem Tachyonenfeld können sich keine dissonanten, chaotischen Schwingungen an den Kristall anhaften. So kann er ohne viel Aufwand schnell gereinigt bzw. von allen Fremdenergien befreit und geschützt werden. Milchige Trübungen können glasklar werden, zum Teil schon nach wenigen Tagen auf der tachyonisierten Silica Disc.

Wußten Sie, daß Wasser erst ab 60 Grad Celsius eine Flüssigkeit ist? Darunter hat es das Verhalten eines flüssigen Kristalls. Bei 37 Grad liegt genau der Schnittpunkt von optimaler Formbarkeit und Stabilität. Wie bei den oben beschriebenen Kristallen können dem Körperwasser = Flüssigkristall dissonante Fremdenergien anhaften und uns das Leben schwer machen. Mit Hilfe der Tachyonen können wir uns aber wirkungsvoll dagegen schützen. In meiner Arbeit als Heiler gibt es seit dem Einsatz der Tachyonen keine Erschöpfung mehr, kein Gefühl von Ausgesaugtsein, keine abgrundtiefe Müdigkeit selbst nach intensiven Behandlungstagen oder an Wochenenden.

Anwendung an Pflanzen

Zimmerpflanzen sind in unseren Wohnräumen die wichtigste Verbindung zur Natur. Sie nehmen eine entscheidende Rolle ein bei der Schaffung einer lebendigen Atmosphäre. Was im Zusammenhang mit obigen Ausführungen für Kristalle und Wasser gilt, betrifft natürlich auch die Pflanzen.

Regelmäßiges Gießen mit aufgeladenem Wasser, aber auch die direkte Anwendung von Silica Discs hilft, vor allem Schnittblumen, kranken Pflanzen (mit Schädlingsbefall), frisch umgetopften und neu gekauften, sich wieder einzubinden in einen natürlichen Kontext, was zu üppigem Wachstum und Widerstandsfähigkeit führt. Als Dank für die tachyonische Zuwendung sorgen derartig unterstützte Pflanzen für ein wunderbares Raumklima, in dem sich ein Mensch wohl fühlen kann.

Autofahren

Der mangelnde Bodenkontakt und die elektromagnetische Isolation in einem Auto kann zu vielfältigen Beeinträchtigungen führen. Rasche Ermüdung und Konzentrationsstörungen gehören zum Autofahreralltag, besonders auf längeren Strecken.

Eine Silica Disc innen am Dach befestigt z. B. in einer CD-Hülle, mit dem Tachyonenfeld durch den Körper (Schrift nach unten), balanciert dissonante Muster wie Streß und Ärger, Verspannungen im Rücken, Konzentrationsstörungen – und damit auch Fehleinschätzungen und Fehlreaktionen. Die Pausen sind erholsamer und selbst lange Autoreisen verlieren ihren energieraubenden Effekt.

Zusätzliche Hilfsmittel für Autofahrer: Schlafdecke, Life Padd, Vitalizer II oder Flexcell 100, Seidendecke, Augenkissen oder Augenmaske für die Pause, Happy Soles, Kopfband, Handbänder, Freeze (in den Nacken), tachyonisierte Klamath-Lake-Algen.

Tachyonisierte Glaszellen

Glas gehört wie alle Siliziumverbindungen zu den Materialien, die besonders gut zu tachyonisieren sind. Das Tachyonenfeld aller Glaszellen ist ca. 3 m lang, die Größe entspricht dem Durchmesser der jeweiligen Zelle. Die Balancierung im Tachyonenfeld betrifft den gesamten Organismus, dennoch ist vor allem bei gerichteten Produkten die Hauptwirkung exakt im Bereich des angelegten Feldes.

Erfahrungsbeispiel

Meine Ehefrau stolperte nachts über unsere Hündin und schlug dabei mit dem rechten Oberarm an die Kante einer Kommode. Am nächsten Morgen ist der gesamte Oberarm gezeichnet von einem riesigen, tiefblauen Bluterguß. Wir kleben 9 Stück bunte 24 mm Zellen auf. Tags darauf hat die Haut unter den Zellen ihre ganz normale Farbe – wie ein Scherenschnitt abgehoben ist die tiefviolett gefärbte Haut im Raum zwischen den Zellen.

Anwendungsmöglichkeiten

Zwei Typen von tachyonisierten Zellen sind zu unterscheiden: bunte und farblose (opak oder klar). Bei allen bunten Zellen tritt das Tachyonenfeld aus der flachen Seite aus, bei den farblosen aus der runden Seite.

Die folgenden Größen von bunten und farblosen Zellen stehen zur Verfügung: 13 mm, 15 mm, 24 mm, 30 mm. Nur in farblos (Tachyonenfeld aus der runden Seite) gibt es Sondergrößen: 8 mm, 75 mm.

8-Millimeter-Glaszellen: sie sind für den Einsatz auf Akupunkturpunkten gedacht. Dafür die Zelle mit der flachen Seite am besten auf ein Klebevlies legen und mit der runden Seite auf die Haut unter leichtem Druck aufkleben.

Wichtig: Selbst bei Langzeitanwendung kann es zu keiner Überladung der Meridiane kommen, da Tachyon nur Balance ermöglicht. Ist diese erreicht, gibt es keine Reaktionen mehr seitens des Körpers, auch wenn die Zelle weiter getragen wird.

13- und 15-Millimeter-Glaszellen: für kleine Gelenke, Hals und Nacken, Insektenstiche, Warzen und andere kleinflächige Einsatzgebiete.

24- und 30-Millimter-Glaszellen: auf muskuläre Schmerzpunkte (Trigger Points), überall, wo sie bequem aufzukleben sind. Die Faustregel gilt: Die tachyonisierten Zellen immer flächendeckend über dem gestörten Areal aufkleben (siehe Blaue-Flecken-Geschichte weiter oben).

75-Millimeter-Glaszellen sind geschaffen zum Aufladen von Wasser, Kristallen, Lebensmitteln, unter Topfpflanzen (unsere Orchidee steht auf einer 75 mm Zelle und blüht seit einem Jahr ununterbrochen). Der Einsatz am Körper empfiehlt sich wegen erhöhter Bruchgefahr nicht!

Die Wirkung der Farbe (Frequenz) einer Zelle beträgt im Vergleich zur Tachyonwirkung nur etwa 3 Prozent. Wählen Sie deshalb die Farben aus, die Ihnen am besten gefallen, denn die verwenden Sie dann auch.

Weitere Einsatzmöglichkeiten

Bei Verletzungen in die letzten Lagen des Verbandes (z. B. tachyonisierte Bandage) mit einbinden – wunderbare Wirkung auch über einem Gipsverband. Im Stirnband für Meditation, Konzentrationsarbeit, oder bei Kopfschmerzen. Auch zum Wasseraufladen. Oder Sie setzen sich einfach drauf, wenn Sie Hämorrhoiden plagen.

„Ernährungs"-Tip

Eine opale 24 mm Zelle, mit der runden Seite in den Nabel geklebt, hilft bei der Steuerung sämtlicher Prozesse, die mit dem Verdauungskanal in Verbindung stehen. Als unsere wichtigste Überlebensquelle im Mutterleib fokussieren sich hier unsere tiefsten Themen von Abhängigkeit und Sucht. Hilfreich auch beim Fasten, da die emotionale Komponente der Nahrungsaufnahme an Einfluß verliert.

Als zusätzliche Hilfe bei Magen-Darmkrämpfen, Verstopfung oder Durchfall, Heißhungerattacken, Übelkeit und Blähungen findet die Nabelzelle sinnvolle Verwendung.

Aus der Praxis

Im Falle einer jahrzehntelangen Schokoladesucht von einer meiner Patientinnen führte das Tragen der Nabelzelle innerhalb von 2 Tagen zum kompletten Verschwinden ihrer Abhängigkeit. Ganz erstaunt hatte sie plötzlich erkannt, wie dumm das war, überall im Haus (sogar im Keller) Schokolade und Pralinen verteilt zu haben und immer naschen zu müssen. Mit einem Gefühl von Ekel und Freiheit entledigte sie sich aller Vorräte. Ihr Kommentar: „Wenn Sie wüßten, was es für mich bedeutet, Schokolade in den Müll schmeißen zu können ...!"

Besondere Anwendungsformen von tachyonisierten Glaszellen

Zelle zum Entstören von Handy und schnurlosem Telefon: Hierfür gibt es eigens gefertigte, viereckige Zellen mit Klebefolie zum sofortigen Anbringen am Handy. Die beste Stelle zum Aufkleben ist auf der Rückseite des Gerätes in Höhe des Lautsprechers, mit dem Tachyonenfeld durch das Handy in Richtung Kopf.

CHAKRA – Balancing - Kits

(Tachyonisierte Glaszellen in den Größen 15, 24 und 30 mm)

Das Wort Chakra ist der Sanskritname für „Rad" und bezeichnet Hauptenergiezentren, die für die Funktion unserer verschiedenen Körper (z. B. spiritueller, emotionaler, astraler, physischer Körper) verantwortlich sind. Sie halten den Prozeß der Verdichtung der universellen Lebensenergie und der Entwicklung des Bewußtseins am Laufen. (Näheres zum Verständnis der Chakren auch im Kapitel über den Quality of One™ Prozeß und Tachyon Cocoon). Eine balancierte Zusammenarbeit aller Chakren ist ein wesentlicher Faktor für eine harmonische Entwicklung des Bewußtseins. Durch das Auflegen der tachyonisierten Zellen auf die entsprechenden Stellen am Körper wird harmonisierende universelle Lebensenergie direkt in die Chakren geleitet, was zu einer Harmonisierung und Kräftigung der SOEFs unseres physischen, emotionalen, mentalen und spirituellen Körpers führt. Das wiederum ist die Voraussetzung für die Erfahrung der Einheit mit Allem, was Ist. Den Terminus: „Alles, Was Ist" verwende ich als Notlösung das Unaussprechliche doch zu benennen. Bewußt enthalte ich mich dabei einer gefälligeren Formulierung. Der Begriff „Gott" ist fest in den Händen vieler Konzepte, die ich in dieser Sache nicht ins Spiel bringen will – aber natürlich meine ich „SIE".

Die Chakra-Reisen sollten in einem ruhigen, ungestörten Ambiente stattfinden und anfangs nicht viel länger als 20 Minuten dauern. Eine detaillierte Beschreibung für eine solche Reise liegt den Chakra-Balancing Kits bei. Natürlich können andere Methoden für die Arbeit mit den Chakren durch die zusätzliche Anwendung dieses Hilfsmittels in ihrer Wirkung potenziert werden.

Tachyonisierter Schmuck

In verschiedenen Formen, Farben und Größen sind tachyonisierte Glaszellen und Tachyonisierte Zirkonia auch in Silber und Gold gefaßt erhältlich. Wichtig zu beachten ist, daß dabei auch bei den klaren und opalen Stücken aus der flachen Seite Tachyon abgegeben wird – bei den Zirkonias an den Spitzen.

Anhänger

Je nach Lage versorgen die tachyonisierten Glas- bzw. Zirkonia-Anhänger das Halschakra, das Herz und den Thymus mit balancierender Energie.

Hintergrundinformation: Thymusdrüse

Die Thymusdrüse liegt direkt unter dem Brustbein und ihre Funktion bestimmt die Qualität unserer Immunleistung. Sie ist die Ausbildungs- und Informationszentrale für essentielle Abwehrtruppen unseres Organismus. Bei Kindern und Jugendlichen arbeitet sie auf vollen Touren, während sie bei den meisten Erwachsenen nach und nach an Leistung und Masse verliert. Bei alten Menschen bleibt oft nur ein kümmerlicher Rest übrig. Die westliche Medizin schenkt dieser Dynamik keine besondere Aufmerksamkeit. In der traditionellen asiatischen Medizin hingegen spielt die Erhaltung und Pflege dieser Drüse eine zentrale Rolle. Die jahrtausendelange Erfahrung hat den engen Zusammenhang der Thymusfunktion mit dem Erhalt von jugendlicher Energie bis ins hohe Alter gezeigt.

Weitere Anwendungsempfehlungen: Bei allen Formen von Herz- und Lungenstörungen, zur allgemeinen Energetisierung, Kinder mit chronischem Husten, Schnupfen, Verschleimung (zusätzlich milcheiweißfreie Kost).

Der 30-mm-Anhänger kann an einem entsprechend langen Band über dem Solarplexus getragen werden. Hier leitet er balancierende Tachyon-Energie in das Sonnengeflecht und den Magen, was bei allen Formen von Magenstörungen, bei Streß und Lampenfieber angezeigt ist.

Tachyonisierte Ohrstecker

Ebenfalls in verschiedenen Farben, Formen und in zwei Größen erhältlich. Auch hier geben die opalen Glaszellen das Tachyonenfeld aus der flachen Seite ab.

Wichtigster Effekt der Ohrstecker ist die Synchronisierung der beiden Gehirnhälften.

Hintergrundwissen: Hemisphärensynchronisation

Das menschliche Großhirn ist in zwei getrennte Verarbeitungszentralen aufgeteilt. Während die eine Hälfte (Hemisphäre) mehr den analytisch–abstrakten Weg wählt, um Informationen zu verarbeiten, zielt die andere Hemisphäre auf ein ganzheitlich–bildhaftes Erfassen und Einordnen. In einem Rhythmus von ca. 90 Minuten wechseln sich die beiden Seiten mit ihrer Dominanz ab. Geniale Menschen haben die Fähigkeit, beide Verarbeitungswege ineinander verflochten bzw. synchron (= gleichzeitig) zu nutzen. Bei einer ungeheuren Überbetonung einer linkshemisphärischen, patriarchalen Lebensweise (analytisch, abstrakt, dominant), bleibt für rechtshemisphärische Talente (musisch, intuitiv, gefühlsbetont) kaum Platz. kaum Dieses Bild unserer äußeren Welt findet eine Entsprechung auch in unserem Hirn in Form einer Dominanz der linken Hirnhälfte, was vielen Menschen „Kopfzerbrechen" bereiten kann.

Weitere Effekte sind die Stimulierung wichtiger Reflexzonen am Ohrläppchen, die die Augenfunktion und die gesamte energetische Versorgung des Kopfes betreffen.

Aus der Praxis: Eine bekannte Redakteurin antwortet auf die Frage, ob sie Tachyonen kennt: „Nee! Nur vor zwei Jahren habe ich mal auf einer Messe so Ohrstecker gekauft." Auf mein weiteres Fragen, ob das einen Unterschied für sie gemacht hat, gibt sie zur Antwort: „Gespürt habe ich nichts – aber meine Migräne, unter der ich bis dahin gelitten hatte, ist verschwunden."

Selbst modebewußte Damen, die auf einen großen Schatz an Ohrgeschmeide zurückgreifen könnten, und die mit dem theoretischen Hintergrund nicht vertraut sind, legen die tachyonisierten Ohrstecker nicht mehr zur Seite. Durch das balancierende Tachyonfeld kommt es auch bei empfindlichen Ohren kaum mehr zu entzündlichen Reaktionen durch die Stecker.

Tachyonisierter Tieranhänger
Pooch-Pouch

Am Halsband von mittleren bis großen Hunden können in dem kleinen Nylontäschchen entweder eine oder zwei 24-mm-Tachyonzellen zum Einsatz für einen verstärkten Energiefluß für unsere vierbeinigen Freunde gebracht werden. Dabei ist zu achten, daß aus den mitgelieferten bunten Tachyonzellen die Energie aus der flachen Seite abgegeben wird.

In dieses strapazierfähige Täschchen paßt zusätzlich auch die Hundemarke und eine Karte mit der Adresse.

Erfahrungsbericht
Der bereits altersschwache Hund von Bekannten, der fast nur noch herumlag und zu keinen größeren Spaziergängen mehr zu bewegen war, bekam einen Pooch-Pouch mit zwei 24 mm Zellen an sein Halsband. Schon nach kurzer Zeit änderte sich sein Verhalten dramatisch. Zur Zeit überlegen die Bekannten, ob sie ihm die Zellen wieder rausnehmen, da er energisch mehrmals am Tag einen Spaziergang einfordert und ihnen sein wieder erwachtes, wildes und ungestümes Verhalten schlichtweg manchmal zuviel ist.

Flexcell 100

Die Flexcell 100 ist eine Sonderentwicklung der tachyonisierten Silica Disc. Voll flexibel, unzerbrechlich und mit sehr dichtem, gerichteten Tachyonenfeld ist sie für den Einsatz bei schmerzhaften Störungen am Körper gedacht: Bandscheibenvorfall, Hexenschuß, Knochenbrüche und andere Verletzungen und Schmerzzustände.

Hintergrundwissen: Psychosomatik
In einer großangelegten Studie wurden 4000 Fälle von Bandscheibenvorfall untersucht, mit der Absicht heraus-

zufinden, welche Berufsgruppe bevorzugt dazu neigt, diese Störung zu entwickeln. Zur großen Überraschung ergab sich überhaupt kein nachvollziehbarer Zusammenhang. Der Schluß, der daraus gezogen wurde: Keine körperliche Anstrengung oder Fehlbelastung scheint die Ursache dieses Wirbelsäulenleidens zu sein. Hätten die Forscher das Modell des Energetischen Kontinuums gekannt, wären sie vermutlich schneller zu dem Ergebnis gekommen, das nach weiteren Nachforschungen ihre Untersuchungen zierte. Die Gemeinsamkeit, die 90 Prozent aller untersuchten Personen verband (in der Statistik nennt man so einen Prozentsatz hochsignifikant), war ein Ereignis in deren Leben, bis maximal 2 Jahre vor dem Bandscheibenvorfall, das sie nicht ertragen konnten. Dazu zählten Kündigungen, Todesfälle, Scheidungen und tragische Ereignisse, die unverarbeitet geblieben waren und die diese Menschen immer noch mit sich herumgetragen hatten.

Durch diese Studie erhielten wir nicht nur einen wissenschaftlich fundierten Beweis für den Zusammenhang zwischen Gedanken bzw. Gefühlen und physischen Störungen. Sie ergab auch einen Hinweis, wie lange die Idee „Ich kann das nicht ertragen!" brauchen kann, sich vom Mentalkörper über den Emotionalkörper in der physischen Form zu manifestieren.

Erlebnisbericht

Im folgenden Fallbeispiel wird nochmals deutlich, daß der Heilungsprozeß, der von Tachyon angeregt wird, auch die emotionale und mentale Ebene unseres Seins mit einschließt.

Ein 46jähriger russischer Einwanderer, 1,96 Meter groß, von freundlichem Wesen, kam in meine Praxis geschlichen. Seit einer Woche schon hatte er an einem Bandscheibenvorfall gelitten. Er konnte nicht sitzen, nur in einer Position liegen, hatte kaum geschlafen, war mit den Nerven fertig, die ärztliche Behandlung hatte keine Erleichterung gebracht. Er war 6 Jahre vorher schon einmal in Behandlung bei mir gewesen in ähnlicher Sache. Damals hatten wir nach 7 Behandlungen (Injektionen, Akupunktur und Chiropraktik) völlige Beschwerdefreiheit für eben diese 6 Jahre erreicht. Ihn damals für eine Klärung der Hintergründe des Vorfalls zu bewegen, war nicht möglich gewesen. Dieses Mal, nach zwei Tachyonanwendungen (innerhalb von 3 Tagen, dazwischen ununterbrochenes Tragen der Flexcell 100) war er völlig schmerzfrei und frei beweglich. Zusätzlich berichtete er ganz spontan über seine Not an der Arbeitsstelle, seine Angst den Job zu verlieren, wenn er Arbeiten ablehnt. Ihm war klar, daß es so nicht weitergehen konnte, daß er seine Grenzen schon zu lange überschritten hatte. Er sah gleichzeitig ein, daß seine Angst völlig unbegründet war, da er ohnehin für den Betrieb unentbehrlich geworden war. Diese Aussprache erfolgte ohne jede psychotherapeutische Führung oder Absicht von meiner Seite. Heilung auf allen Ebenen.

Aufbau der Flexcell 100
Jeweils 6 Lagen Latex – im Wechsel mit Siliziumpulver, eingegossen in Gummi und dann tachyonisiert. Das aufgeprägte Logo von ATT zeigt den Austritt von Tachyon an. Im mitgelieferten Gürtel ist die Flexcell bequem überall da zu tragen, wo ein starkes Tachyonenfeld benötigt wird. Der Gürtel ist nicht tachyonisiert.

Die Flexcell eignet sich hervorragend für die Anwendung an Tieren (besonders für große, wie Pferde und Kühe), da sie groß und stark ist und auch einfach gereinigt und desinfiziert werden kann.

Entsprechend der 6 Lagen pulverisierter Siliziumscheiben ergibt sich auch eine 6fache Tachyonendichte im Vergleich zu einer Silica Disc. Die Länge des Feldes ist ebenfalls 5 m, bei einer Abmessung von ca. 12 mal 25 cm. Die Anwendungsvielfalt entspricht den Silicascheiben plus den Möglichkeiten durch den Einsatz am Körper.

Viele Heiler, Masseure und Reiki-Anwender verwenden sie bereits als „3. Hand", die sie auf die Problemzonen ihrer Patienten auflegen oder da, wo sie gerade gearbeitet haben. Andere Therapeuten tragen sie selber während der Behandlungen und berichten über einen deutlich gesteigerten Energiefluß und Schutz vor Energieverlust, vor allem bei der Arbeit an stark unterladenen Patienten/Klienten.

Tragen Sie die Flexcell bei Schmerzzuständen ohne Unterbrechung Tag und Nacht (Ausnahme: beim Baden, Duschen und Lieben). Sind Sie schmerzfrei legen Sie noch einige Tage dazu, je nachdem, wie lange die Schmerzen bestanden hatten. Die Erklärung dazu finden Sie unter dem Thema: Bifurkation im Kapitel über die TLC-Bars (siehe Seite 138 –142).

Tip: Verhindern die Umstände ein passendes, anmutiges Eingliedern der Flexcell in die Garderobe (Büro, Arbeitsplatz, Minikleidchen …), so kann die Flexcell 100 auch an der Stuhllehne befestigt werden, in der Höhe, in der die Störung liegt. Dabei ist natürlich auf die Austrittsrichtung des Tachyonenfeldes zu achten.

Happy Soles: Tachyonisierte Schuheinlagen

Die tachyonisierten Schuheinlagen sind wunderbare Hilfsmittel für Menschen, die viel auf den Beinen sind wie Hausfrauen, Polizisten, Krankenschwestern, Kellner, Verkäuferinnen. Aber auch Sportler, vom Jogger bis zur Hochleistungssportlerin (inkl. amerikanische Basketballprofis) schätzen die angenehme, harmonisierende Wirkung der Happy Soles.

Ausgangsmaterial für die Oberfläche ist Poron, das von sich aus schon das Wachstum von Pilzen und Geruchsbakterien bis zu 90 Prozent hemmt. Durch das Tachyonenfeld, das über den Kopf hinauf reicht, wird zusätzlich die energetische Versorgung der Füße und der gesamten Beine samt Becken derart verbessert, daß bei vielen Anwendern kein Fußschweiß und Brennen mehr aufgetreten ist, selbst wenn sie den ganzen Tag in ihren (Dienst-)Schuhen unterwegs waren.

Durch das Auflösen von Energiestaus in den Sprunggelenken und Knien kommt es beim Gehen zu einem Gefühl von mehr Bodenkontakt (= Erdung) bei gleichzeitigem „Gehen, wie auf Wolken". Eisbeine gehören der Vergangenheit an.

Aus der Praxis

Eine Kundin berichtete über vermehrten Fußschweiß, seit dem Tragen der tachyonisierten Einlagen. Zusätzlich traten Schmerzen auf, unabhängig vom Gehen oder Bewegen. Während des Gespräches erinnerte sie sich dann an einen längst vergessenen Bänderriß am Sprunggelenk und an einen ewig langen Heilungsprozeß. Seither hatte sie auch immer einen kalten Fuß. Durch die Intensivierung der Tachyonanwendung (Glaszelle aufgeklebt, Fußbäder in warmem Wasser mit Panther Juice, Massagecreme) waren die Beschwerden kurz darauf verschwunden.

Die Besitzerin eines Naturkostladens litt unter starken Schmerzen in Hüften und Knien. Eine chiropraktische Behandlung brachte nur wenig Erleichterung. Mit dem Tag, an dem sie die Happy Soles in ihre Arbeitspantoffeln klebte, verschwanden die Schmerzen und keine weitere Behandlung war mehr nötig.

Besondere Bedeutung bekommt das regelmäßige Tragen der Happy Soles wegen ihrer Wirkung auf die *Reflexzonen* der Füße.

Hintergrundwissen: Reflexzonen

Aus den wenigen erhaltenen Aufzeichnungen der alten Maya Kultur (Dresdner Codex) ist ein komplettes Therapiesystem zur Behandlung von Leiden über bestimmte Zonen an Händen und Füßen überliefert. Die heute weit verbreitete Fußreflexzonenmassage hat hier ihren Ursprung. Reflexzonen sind Bereiche an der Körperoberfläche, die über nervliche und energetische Verschaltungen

57

mit dem Inneren des Körpers verbunden sind. Fällt zum Beispiel die Leber aus ihrer Balance und erkrankt, reagieren die verbundenen Reflexzonen an der rechten Schulter, auf den Fußsohlen, in den Händen, in der Nase, auf den Ohren, in den Augen, auf dem Lebermeridian, auf der Zunge ... ebenso mit einer Störung, die meist mit Übersäuerung und Aufquellen des Gewebes einhergeht. Der Druckschmerz bzw. das veränderte Gewebe weist dann dem kundigen Diagnostiker sofort den Weg zur Leber zurück. Vor allem die Fußreflexzonen reagieren auf eine Störung der mit ihnen verbundenen Organe, mit Einlagerung von Salzkristallen, die beim Drücken starke Schmerzen verursachen und so ein wunderbares Diagnostikfeld darstellen. Umgekehrt führt das Auflösen von derartigen Störungen in den Reflexzonen durch Massage oder Druck gleichzeitig zu einem gesteigerten Energiefluß und zur Lösung von Blockaden im dazugehörigen erkrankten Organ.

Das Tragen der tachyonisierten Schuheinlagen führt über die Wirkung auf die Fußreflexzonen zu einem gleichmäßigen, sanften Harmonisieren unseres gesamten Innenlebens. Bei starkem Stau in den Füßen kann die durch die gestärkten SOEFs eingeleitete Regulation vorübergehend zu vermehrter Schweißabsonderung (Entgiftung) und Hitze führen.

Anwendung der Happy Soles

Mit der grauen Seite nach oben ins Schuhwerk – und los geht's. Für Sandalen und Pantoffeln mit doppelseitigem Klebeband fixieren. Wenn Sie die Sohlen zurechtschneiden müssen, können Sie die Überschüsse weiterverwenden z. B. unter Pflanzen!

Produkte mit sanftem, ungerichtetem Tachyonfeld

Tachyonisierte Seide und Baumwolle umgibt ein dreidimensionales Tachyonfeld, das sanfte Balancierung auf allen Ebenen bewirkt. Vor allem die großräumigen SOEFs des *emotionalen Körpers* und der feinen Bereiche unseres Energetischen Kontinuums sprechen auf die Anwendung dieser Produkte an. Die Ausgangsmaterialien sind von hoher Qualität und natürlich waschbar. Um die Stoffe zu schonen, empfiehlt sich die Handwäsche.

Zu den sanften, ungerichteten Produkten zählen:
- Stirnband
- Armbänder
- Augenmaske
- Bandagen
- Gelenkschoner
- Seidendecke
- Seidenschal

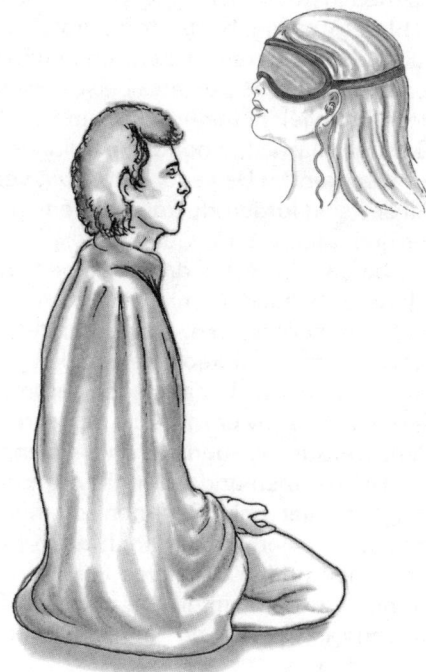

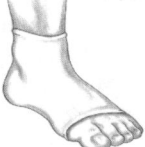

Tachyonisiertes Stirnband

Bei allen Aktivitäten, die ein hohes Maß an Konzentration und geistiger Klarheit erfordern, leistet dieses tachyonisierte Werkzeug mit einem minimalen Aufwand maximale Dienste. Im Vordergrund steht dabei die harmonisierende Wirkung auf alle Bereiche der unterschiedlichen Hirnfunktionen.

Während die Balance im Großhirn zuvor genannte geistige Fähigkeiten optimiert, verleihen balancierte Mittelhirnaktivitäten ein ausgeglichenes Gefühlsleben. Funktioniert das Kleinhirn in seinem Optimum, erschafft es anmutige und angemessene Bewegungsmuster. Das Stammhirn schließlich sorgt für die reibungslose Anpassung aller überlebenswichtigen Systeme an den nötigen Bedarf (Herzschlag, Atmung, Körpertemperatur ...). Die gleichmäßige Aktivierung all dieser Zentren schätzen vor allem Sportler, da sich die gesteigerte Leistungsfähigkeit sofort in verbesserten, leicht nachweisbaren Resultaten niederschlägt. Geistige Klarheit, emotionale Balance, harmonische (= energiesparende) Bewegungsmuster, verbesserte Atmung ... All das sind fördernde Rahmenbedingungen für Wettkämpfer genauso, wie für Genießer.

Ebenfalls zum Teil dramatische Verbesserungen konnte ich bei Schulkindern mit Konzentrationsstörungen und Legasthenie beobachten. Dabei handelt es sich um eine gestörte Kommunikation der beiden Hirnhemisphären, die es den Kindern, aber auch den darunter leidenden Erwachsenen z. B. schwer macht, links und rechts zu unterscheiden. Daraus ergeben sich beim Schreiben von bestimmten Buchstaben und deren Einordnung in Wörter streßbedingte Fehler, beim Rechnen sogenannte Schlampigkeitsfehler, Schwierigkeiten auch beim Erlernen von fremden Sprachen und in der Folge vor allem Streß und Angstzustände vor dem Unterricht und dem Spott der Mitschüler. Woraus Isolation und angeschlagenes Selbstwertgefühl entstehen.

Aus der Praxis

Ein 13jähriges Mädchen kam in meine Praxis. Sie litt an Schulstreß, schlechten Noten in Deutsch und Mathematik und sollte trotz ihrer offensichtlichen Intelligenz in eine Sonderschule eingewiesen werden. Sie war vor allem künstlerisch sehr begabt und selber, wie auch ihre Eltern und Lehrer, von den schlechten schulischen Leistungen sehr betroffen.

Der Weg durch zahlreiche therapeutische Einrichtungen hatte keine wesentliche Verbesserung gebracht, wohl aber eine übereinstimmende Diagnose: Legasthenie. Mit einfachen Tests konnte ich eine gestörte Kommunikation der beiden Großhirn-Hemisphären feststellen, was mit als die eigentliche Ursache für Legasthenie gilt. Als wesentlichen Bestandteil der Therapie sollte sie ein tachyonisiertes Stirnband und die Handbänder tragen, vor allem bei den Hausaufgaben, besser noch während des Unterrichts – was ihr aber die Eitelkeit nicht erlaubte. Beim nächsten Praxisbesuch hatte sie die zweitbeste Mathearbeit der Klasse geschrieben. Aller Streß war von ihr (und den Eltern und Lehrern) abgefallen, sie hatte wieder Spaß am Lernen. In weiterer Folge konnte sie die Fehlerrate in Deutschaufsätzen so weit senken, daß sie zum Jahresende im Klassendurchschnitt zu finden war.

Dies war kein Einzelfall in meiner Praxis und hat mir mit aller Deutlichkeit gezeigt, daß die Strategien, die ihre Eltern, Lehrer und Therapeuten vorgeschlagen hatten, um ihre Ergebnisse zu verbessern, gescheitert waren an der Möglichkeit des Gehirns, harmonisch und ungestört Informationen zu verarbeiten. Im Gegenteil steigerten diese Versuche nur noch den Streß des Mädchens und beschleunigten ihren Rückzug in den Trotz und in die Resignation. Erst die konstante Harmonisierung der Hirntätigkeit mit Hilfe der tachyonisierten Hilfsmittel hatte diesen Teufelskreis unterbrochen und bei ihr die Voraussetzung zur Lösung ihrer Probleme geschaffen.

Wegen der wunderbaren Auswirkungen einer harmonischen Hirnfunktion ist verständlich, warum folgende Anwender ebenfalls vom tachyonisierten Stirnband schwärmen: 95jährige Schwiegeroma, die jeden Morgen die Tageszeitung studiert, Profimusiker, Übersetzer, Ruderer, Autoren, Computerfreaks, Studenten, Bogenschützen, „pensionierte" Pfarrer beim Gebet, Mütter, Meditierende, Jogger, Autofahrer, Tennisprofis, Menschen mit Kopfschmerzen, nach Schlaganfall, Kopfverletzungen ...

Natürlich kann das tachyonisierte Stirnband auch um den Hals getragen werden, wenn Husten, Halsschmerz und Heiserkeit plagen, um Arm und Bein bei Schmerzen und Verletzungen, um Blumentöpfe, Wasserflaschen, Obst, Kristalle, Hunde, Katzen ... Die bis jetzt dünnste Kursteilnehmerin trug es sogar um ihre Taille als Gürtel!

Tachyonisierte Stirnbänder sind aus Baumwollfrottee in verschiedenen Farben gefertigt und es gibt sie in zwei Ausführungen. Das elastische Stretchband und das Stirnband mit Klettverschluß. Diese zweite Variante hat ein kleines, verborgenes Täschchen, in das maximal drei tachyonisierte 24-mm-Glaszellen eingeschoben werden können, was die Wirkung durch das gerichtete Tachyonfeld natürlich immens steigert und als Geheimtip unter Meditierenden gilt (Kosmische Taschenrakete).

Tachyonisierte Armbänder

Aus dem selben Baumwollfrottee gefertigt wie das Stirnband, vermitteln die tachyonisierten Armbänder (Pulswärmer) ein sanftes dreidimensionales Tachyonfeld. Die sanfte, balancierende und SOEFs energetisierende Wirkung dieser Werkzeuge empfiehlt deren Einsatz einerseits direkt vor Ort bei allen handwerklichen Tätigkeiten und bei Störungen im Bereich der Hände und Arme, andererseits wegen der Fernwirkung auf unser Gehirn in denselben Situationen, bei denen bereits das tachyonisierte Stirnband Unterstützung bietet.

Verbesserte Handlungsfähigkeit: Die harmonisierende und Ausdauer fördernde Wirkung der tachyonisierten Armbänder ist der Grund für deren häufige Anwendung unter Sportlern aller Disziplinen, wie Tennis, Rudern, Gewichtheben, Handball ... (sogar beim Schach, was weiter unten beim Thema Hirnaktivierung klar wird). Aber auch Handwerker, Musiker, Sekretärinnen, Programmierer, Hausfrauen, Schauspieler, Autofahrer, Bildhauer, Masseure, Reiki-Anwender, Heiler, Altenpfleger ... kurz alle Menschen, die sowohl körperliche Anstrengung mit ihren Händen und Armen ausüben, als auch auf eine gute, feingestimmte Koordinierung ihrer Handlungen angewiesen sind, profitieren davon.

Gesundheitsfördernde Wirkung konnte ich beobachten bei: Karpaltunnel-Syndrom (in Verbindung mit Panther Juice und tachyonisierten Glaszellen), Tennisellenbogen, allen Formen von Gelenkbeschwerden, Verspannungen und Krämpfen, Verletzungen, Schulter-Arm-Syndrom, Durchblutungsstörungen (kalte Hände) ...

Untersuchungen von Blut unter dem Dunkelfeldmikroskop konnte die faszinierende Wirkung der Tachyonen auf die Qualität der roten Blutkörperchen eindrucksvoll beweisen. Sowohl die Sauerstoffaufnahme als auch die Geschmeidigkeit der Zellwände nimmt zu (Geldrollen, damit bezeichnet man miteinander verklebte und verklumpte rote Blutkörperchen, verschwinden!) und erklärt einen Aspekt der Ausdauer steigernden Wirkung der tachyonisierten Armbänder.

Wirkung auf das Gehirn: Durch die Energetisierung entsprechender Akupunkturpunkte und Nervenbahnen kommt es zu einer Harmonisierung der Gehirnhemisphären, wie bei den tachyonisierten Stirnbändern und den tachyonisierten Ohrsteckern. So entfalten die Armbänder ihre Wirkung auch zur Unterstützung von geistiger Klarheit, Konzentration und Gedächtnis für oben genannten Personenkreis und zusätzlich für Schüler (Legasthenie), Studenten, Autoren, und alle, die geistige Arbeit leisten.

Ein Klavierbaumeister berichtete mir, daß er, seit er die tachyonisierten Armbänder beim Stimmen der Klaviere trägt, abends keine Verspannungen und Schmerzen in den Schultern und Armen mehr gehabt hat. Außerdem benötigt er seitdem auch bedeutend kürzere Zeit dafür, dem Klavier die beste Stimmung angedeihen zu lassen. Der Grund liegt in einer gesteigerten Konzentration, noch mehr aber in seinem deutlich verbesserten Gehör. Selber wohl eingestimmt zu sein, macht das Stimmen leichter. Daß dies keine Einbildung war, konnte er erleben, wann immer er die tachyonisierten Armbänder bei seiner Arbeit *nicht* getragen hatte.

Tachyonisierte Augenmaske

Diese mit Seide überzogene tachyonisierte Augenmaske ist eine wunderbare Hilfe für Menschen mit Einschlafschwierigkeiten. Der sanfte, balancierende Effekt auf die Großhirnaktivität, die Augenmuskeln und eine große Zahl an wichtigen Akupunkturpunkten rund um die Augen ist der Grund dafür, daß die Augenmaske sowohl bei großem Schlafbedürfnis als auch bei Schlafstörungen ihre Dienste leistet.

Schwächer als das tachyonisierte Augenkissen, bietet die Augenmaske allerdings den Vorteil, daß sie nicht nur im Liegen anwendbar ist. So ist sie eine wichtige Reisegefährtin für viele Flug- und Bahnreisende geworden, die auch in solch einer Umgebung zu tiefer Entspannung und erholsamem Schlaf führen kann.

Sie ist auch ein wichtiges Hilfsmittel für die kurzen Pausen zwischendurch. Sei es auf längeren Autofahrten oder am Arbeitsplatz. Die essentielle Bedeutung von 20minütigen Pausen, in denen der Körper sich vollständig erholen kann, habe ich in der Beschreibung des *Tachyon Cocoon* (siehe Seite 127) näher ausgeführt.

Die anfangs erwähnten Wirkungen der tachyonisierten Augenmaske erleichtern auch den Weg in tiefe Meditation.

Zusatzinformation: Meditation

Meditation ist der Zustand, in dem wir verschmolzen sind mit Allem, Was Ist, frei von aller Aktivität, von persönlichem Wollen und Streben, von Ideen und Gedanken, hingegeben an den unerschöpflichen Fluß universeller Lebensenergie, eins mit Gott und der Welt, zeitlos, schwerelos ... Meditation ist gleichzusetzen mit spiritueller Verwirklichung, dem „Heimkommen", der Entfaltung unseres höchsten Potentials als bewußte Wesen. Dieser Seins-Zustand ist an keine Bedingungen im Außen gebunden. Erklärtes Ziel der meisten spirituellen Traditionen ist es, ein Leben zu führen im Zustand unaufhörlicher Meditation, nicht nur beim Stillsitzen oder auf Retreats zu Füßen eines Meisters dieses Zustandes.

In diesem Zusammenhang ist es wichtig, den Weg in die Meditation nicht zu verwechseln mit dem eigentlichen Zustand. So sind Atem- und Körperübungen wichtige Hilfsmittel auf dem Weg in die Einheit, indem sie ein In-Fluß-Kommen der Energien all unserer Körperebenen ermöglichen. Geistige Übungen, Gebete, Kontemplation, Mantren und Gesänge ebenso. Die Inhalte sind nur so gut und brauchbar, wie sie mich unterstützen „aufzuwachen" in den Zustand der Meditation. Ihre Bedeutung ist begrenzt auf die Phase, in der sie uns zum Fliegen bringen, zum süßen Verschmelzen mit unserer göttlichen Essenz.

Mit dem Bewußtsein, in welchem Rahmen „Meditations-Techniken" (spirituelle Wege, Glaubenssysteme und Religionen, mit den dazugehörigen Praktiken) ihre Rolle entfalten, können wir alle Ideen, die uns von Menschen anderer Gesinnung, Kultur- und Glaubenssysteme trennen, als reine Äußerlichkeiten erkennen. In der immensen Vielfalt unseres menschlichen Orchesters auf diesem Planeten bekämpfen dann nicht mehr die Trompeten die Geigen, oder übt die Triangel Aufstand gegen eine Übermacht an Pauken. Das gemeinsame Lied im Bewußtsein schafft die Vielfalt der Instrumente eine neue Ebene von gemeinsamem Spiel, von Freude und Einheit.

Tachyonisierte Bandagen

Diese tachyonisierten, elastischen Bandagen sind aus hochwertigem Ausgangsmaterial gefertigt, was ihnen eine lange Lebensdauer in hoher Qualität beschert. Der Velcroverschluß erspart lästiges Kleben oder Klammern. Das dreidimensionale Tachyonfeld, das die umwickelte Zone mit einem Winkel von 360 Grad umgibt, verleiht eine optimale Versorgung der durch z. B. Verletzung gestörten SOEFs.

So gehören alle Formen von Verletzungen an Armen, Beinen und Gelenken, wie Prellungen, Verstauchungen, Knochenbrüche (hier über den Gipsverband wickeln), aber auch Schnitt- und Schürfwunden zum Haupteinsatzgebiet dieses tachyonisierten Werkzeuges. Die Möglichkeit, tachyonisierte Glaszellen in die Wickelung mit einzubeziehen, potenziert die Wirksamkeit um ein Vielfaches. So konnte ich an einigen Fällen von tiefen Schnittverletzungen einen schmerzfreien Verlauf und eine narbenfreie Heilung beobachten.

Aber auch in vielen Fällen chronischer Gelenkbeschwerden, wie Arthritis oder Gicht, hat die tachyonisierte Bandage, neben den anderen nötigen Heilungsschritten, Linderung der Schmerzen vermittelt.

Hintergrundwissen: Röntgen und Schmerzen

Eine groß angelegte Auswertung von Röntgenaufnahmen im Zusammenhang mit den erhobenen Schmerzbefunden hat Erstaunliches zu Tage gefördert: Die Treffergenauigkeit eines Röntgenbildes für die Aussage, ob der betreffende Patient Schmerzen hat oder nicht, liegt selbst bei schweren krankhaften Veränderungen der Gelenke bei nur 40 Prozent. Damit ist es hoch unwissenschaftlich, Schmerzen des Bewegungsapparates in Beziehung zu setzen mit einem Röntgenbild. Das heißt, daß bei völlig unauffälligem Röntgenbefund Schmerzen empfunden werden können und bei hoch krankhaft zu wertendem Befund keine Schmerzen beobachtet wurden. Ein unerwartetes Ergebnis, welches das gründlich arbeitende Schweizer Forscherteam, bestehend aus praktizierenden Fachärzten für Orthopädie auf die Suche nach den wahren Ursachen für die Schmerzzustände aufbrechen ließ.

Das Resultat ihrer jahrelangen, streng wissenschaftlich geführten Untersuchung: In etwa 98 Prozent der Fälle von Schmerzen im Bewegungsapparat (Rücken, Gelenke, etc.) spielt chronisch verkrampfte Muskulatur die auslösende Rolle. Den Beweis ihrer Theorie lieferten sie durch eine Therapie, mit der die entsprechenden, oft eingekapselten Muskeln auf einfachem Weg wieder aktiviert werden und so Schmerzfreiheit erlangt wird. Diese Therapiemethode fand auch in meiner Praxis in schweren Fällen erfolgreiche und gefürchtete (weil schmerzhafte) Anwendung. Mit dieser wissenschaftlichen Arbeit, die leider nicht den entsprechenden Eingang in die etablierte Orthopädie gefunden hat, sind alle „Urteile" für lebenslängliche Schmerzen aufgrund eines krankhaften Befundes mittels röntgenologischer Untersuchung aufgehoben. Der Weg für weitere Bemühungen um Gesundheit und Schmerzfreiheit ist wieder offen.

Die in drei verschiedenen Breiten erhältlichen Bandagen sollten in keiner Hausapotheke und Sporttasche fehlen.

Tachyonisierte Gelenkschoner

Wer nicht gerne bandagiert, dem stehen mit den tachyonisierten Gelenkschonern wunderbare Hilfsmittel zur Verfügung, auf einfachem und effektiven Weg die 360-Grad-Wirkung eines sanften, dreidimensionalen Tachyonfeldes für seine Gelenke zu nutzen. Bei bestehenden Schmerzen und Beschwerden finden sie genauso Verwendung wie einfach zum Schutz der Gelenke bei starker Beanspruchung im Beruf oder beim Sport.

Wenn es dem Körper nicht gelingt, die anfallenden Giftstoffe auf geregelten, dafür vorgesehenen Wegen auszuscheiden, setzt folgendes mehrstufiges Notprogramm ein:

- Auslagerung der Gifte aus dem Blutkreislauf in das Zwischenzellgewebe. Hier führen sie zur Übersäuerung, die durch Bindegewebe entschärft werden muß. Verquollene Hautareale und verklebte Muskelfasern sind die Folge.
- Ausscheidung über die Schleimhäute des Atemtraktes. Diese Giftstoffe provozieren dann die Produktion von Schleim, mit dessen Hilfe sie dann der Körper ausscheiden kann. Schnupfen und Sinusitis, in langwierigen und schweren Fällen auch Bronchitis und Asthma bronchiale sind die Erscheinungsformen dieser Stufe.
- Je nach Konstitutionstyp versucht dann der Körper auch den Weg durch die Haut und verursacht Beschwerdebilder, wie Ausschläge ("Neurodermitis"), Eiterpickel, Furunkel und offene, nicht heilende Wunden.
- Reichen alle diese Wege nicht aus, die Gifte loszuwerden, lagert der Organismus die Toxine in die Teile unseres Körpers ein, die am wenigsten Stoffwechsel aufweisen – hier vor allem in unsere Knorpel und Gelenke. In diesen „Endlagern" braut sich dann ein Prozeß zusammen, der in der Zerstörung dieser Gewebeschichten endet und den wir im Formenkreis des Rheuma beschrieben finden.

Ein alleiniges Reagieren auf die Symptome, die mit diesem Giftmanagement unseres Körpers einhergehen, ohne die Hintergründe zu beseitigen, führt erfahrungsgemäß zu einer stetigen Verschlimmerung der Krankheitsbilder. Die Anwendung von Tachyon-Energie bei Gelenkbeschwerden führt über die Stärkung der SOEFs zu entsprechenden Entgiftungsmöglichkeiten in Knorpeln, Zwischenzellgewebe und Muskelzellen. Es wird also die Basis obengenannter Krankheitsbilder aus dem Körper eliminiert. Entsprechend der Trägheit des Stoffwechsels in diesen Regionen sind spontane Heilungen von chronischen Gelenkbeschwerden eher selten. Die langsamen Verläufe für Besserungen sind natürlich und sollten keinen Anwender entmutigen und an der Wirksamkeit von Tachyon zweifeln lassen. Auch muß die Zufuhr von weiteren Giften vermieden werden und durch entsprechende Ernährung und Wasserzufuhr die Selbstheilungskraft des Organismus unterstützt werden.

Zur Zeit stehen Gelenkschoner für Ellbogen, Knie und Sprunggelenke zur Verfügung in jeweils vier verschiedenen Größen. Auch hier läßt sich durch zusätzliche tachyonisierte Glaszellen die Effektivität der Anwendung stark steigern. Außerdem sind tachyonisierte Handschuhe erhältlich, speziell gedacht bei Gicht und Gelenkentzündungen der Finger- und Handgelenke.

Tachyonisierte Seidendecke

Das wohl am meisten geliebte Tachyon-Werkzeug ist die tachyonisierte Seidendecke. Der Grund dafür mag darin zu suchen sein, daß die sanfte und großflächige Harmonisierung vor allem des Emotionalkörpers für genau diese Empfindungen öffnet. Eingehüllt wie in eine liebende Umarmung, schmelzen emotionale Blockaden und Unausgewogenheiten wie Eis in der Sonne, und der Geist wird ruhig und klar.

Vor allem nach tiefer emotionaler Arbeit im Zusammenhang mit Heilungsarbeit bzw. Therapie verkürzt sich mit der tachyonisierten Seidendecke die Integrationszeit auf ein paar Minuten, wo vorher die Klienten (und Therapeuten) oft noch stundenlang damit beschäftigt waren. Schauspieler und Musiker, sowie alle, die mit Lampenfieber und Nervosität zu kämpfen haben, können von der balancierenden Wirkung dieses Traums aus Seide vor ihrem Auftritt großen Nutzen ziehen.

Neugeborenen und Säuglingen in die Wiege und in den Kinderwagen gelegt, gibt die Decke Schutz vor disharmonischen Mustern aus der Umwelt, wie Elektrosmog und unausgewogenen Emotionen anderer Menschen. Sie erleichtert ihnen aber auch das am Anfang dieses Lebens doch mühsame Zurechtfinden in ihrem Körper. Die Folge ist eine größere Zufriedenheit, weniger Schreien, tieferer, längerer und damit erholsamerer Schlaf. Eine Schmusedecke, die sich für die Förderung einer balancierten Entwicklung hervorragend eignet.

Natürlich verbessert die tachyonisierte Seidendecke, z. B. unter das Laken eingezogen, auch für Erwachsene die Schlafqualität enorm. Die Erschütterungen des gesamten Energiefeldes durch stark emotional gefärbtes Traumerleben werden gemildert und deren Verarbeitung optimiert und beschleunigt, was zu einem gesteigerten Erholungswert des Schlafes beiträgt.

Für alle Krankheiten mit stark emotionalem Kontext bietet die Anwendung der Seidendecke großen zusätzlichen Nutzen. Ich denke da an Asthma, Allergien, Hautausschläge, Magengeschwüre, Krämpfe, Erschöpfungssyndrom, Depressionen, aber auch an den Zustand nach Unfällen, Operationen, an Fieber und alle Kinderkrankheiten.

Aus der Praxis

Zu einem Informationsabend in meiner Praxis über die Selbsthilfe mit Tachyon-Energie war eine Frau erschienen mit starkem, jahrzehntelangem Asthma bronchiale. Sie war grau im Gesicht und kurzatmig und in einem schlechten Allgemeinzustand.

Absichtslos hatte ich ihr eine Seidendecke angeboten, die sie dann während des ganzen Abends nicht mehr abgelegt hat. Zu ihrem eigenen Erstaunen hatte sie den ganzen Abend kein Asthmamittel benötigt, obwohl sie mitten in einem Anfall gekommen war, in dem sie sonst halbstündlich sprühen mußte.

Für alle Teilnehmer an diesem Abend war jedoch die

Veränderung der gesamten Ausstrahlung dieser Frau das faszinierendste Erlebnis. Rosige Wangen, ein entspanntes und freundliches Lächeln im Gesicht, wo vor Beginn noch Angst und Verzweiflung ihren Ausdruck dominiert hatten. Zu meiner größten Verwunderung habe ich dann diese Frau nie mehr gesehen. Diese eindeutige Erfahrung hatte sie – zumindest in meiner Praxis – nicht dazu geführt, den nächsten Schritt für eine mögliche Heilung zu unternehmen.

Gute Erfahrungen mit der tachyonisierten Seidendecke wurden auch in Einrichtungen zur Betreuung geistig behinderter Menschen gemacht, hier vor allem bei den sonst kaum zugänglichen, autistisch gestörten Kindern.

Der weitaus größte Anwenderkreis findet sich jedoch unter den Menschen, die die Segnungen der Meditation für ihre Entwicklung erkannt haben. Die Anwendung der Decke während der Meditation schafft einen Raum tiefen Friedens und größter Ausgeglichenheit, entspannt den Körper, beruhigt den Geist. Alles Vorausbedingungen für die Erfahrung der Einheit mit Allem, Was Ist.

Tachyonisierter Seidenschal

Was ich von der tachyonisierten Seidendecke erzählt habe gilt genau so, wenn auch in entsprechend geringerem Maß, für die tachyonisierten Seidenschals. Als Schmuckstücke sind sie unauffällig selbst zu anspruchsvoller Garderobe zu tragen. Ein wunderbares Hilfsmittel vor allem für die Menschen, die im Rampenlicht der Öffentlichkeit sich selbst mit Stimme und Ausdruck darstellen. Die SOEFs im Halsbereich, die einem schon mal bei Aufregung „die Stimme verschlagen" können, werden sanft balanciert und energetisiert, was Sänger, Musiker und Redner gleichermaßen schätzen.

Bei allen Formen von Störungen im Bereich des Halses, des Herzens und der Luftwege bringt der tachyonisierte Seidenschal zusätzliche Hilfe. Als Stirnband verwendet, fördert er die Konzentrationsfähigkeit und die Synchronisierung der Hemisphären. Wo keine tachyonisierte Bandage verfügbar ist, kann ein Schal natürlich auch als Tachyonquelle über der verletzten Stelle dienen.

Für die tachyonisierten Seidenprodukte gelten die selben Pflegeempfehlungen wie für herkömmliche Seide. Selbst wenn die Spuren der Zeit sie irgendwann einmal unansehnlich gemacht haben, bleibt die subatomare Neuordnung durch den Tachyonisierungsprozeß uneingeschränkt erhalten. So können solche Teile z. B. an Kleidungsstücke genäht werden, um Gläser gewickelt Wasser aufladen, in Pflanzen eingeflochten deren SOEFs mit Tachyonen stärken. Beutelchen können daraus genäht werden für den Transport und die Aufbewahrung von Edelsteinen und Schmuck oder für den Pausenapfel. Sie können als Haarband aufbereitet, in das Kopfkissen innen eingenäht oder um das Halsband seines Hundes gewickelt werden. Unzählige Möglichkeiten warten darauf, in die Tat umgesetzt zu werden.

Der Dienst eines tachyonisierten Werkzeuges endet niemals!

Produkte mit starkem, ungerichtetem 3-D Tachyonfeld

Diese tachyonisierten Werkzeuge vermitteln ein starkes, dreidimensionales Tachyonfeld, das sowohl intensiven wie auch großflächigen Einsatz erlaubt. Während durch die Dichte des Tachyonfeldes die dichten Schichten unseres physischen Körpers mit schneller Balancierung reagieren, energetisiert die großflächige Anwendung gleichzeitig auch die übergeordneten SOEFs des emotionalen und mentalen Bereiches.

Zu den starken, ungerichteten 3-D Produkten zählen:
- Schlafdecke
- Life Padd,
- Vitalizer II
- Augenkissen
- Nackenkissen
- Tieranhänger „Life Capsule"

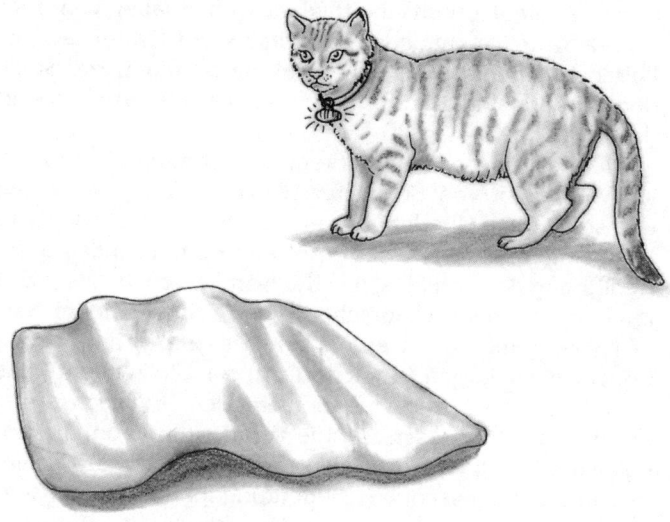

Tachyonisierte Schlafdecke

Ausgangsmaterial für dieses Produkt der Superlative ist ein speziell entwickeltes Gewebe aus Aero-Siliziumfasern, das beim Tachyonisieren, wie alle Siliziumverbindungen, starke Antennenwirkung für Tachyon entwickelt. Das Material fand zuerst im Life Padd, im Vitalizer II und in den Cocoon-Streifen Verwendung.

Ein sich stets entwickelnder Fortschritt in der Technik des Tachyonisierens erlaubt nun die Produktion derartig großer, intensiv wirkender Werkzeuge, bei niedrigen Kosten. Die außergewöhnliche Intensität des balancierenden Tachyonfeldes, das aufgrund der Größe der Decke auf den gesamten Organismus = auf alle SOEFs gleichzeitig einwirkt, eröffnet eine neue Ebene für die Nutzung von Tachyon-Energie: Heilung und Entwicklung im Schlaf!

Hintergrundwissen: Schlafzeiten

Ist Ihnen bewußt, wie viel unserer Lebenszeit wir im Zustand des Schlafens verbringen? Ich will einmal kurz rechnen. Bei einer durchschnittlichen Schlafdauer von acht Stunden pro Nacht, das ist übrigens ein Drittel unserer Lebenszeit, schlafen wir im Monat mit 30 Tagen 240 Stunden. Im Jahr sind das 2920 Stunden, ununterbrochen sind das etwas mehr als 120 Tage!

Die meisten Menschen erkennen erst dann die immense Wichtigkeit von Schlaf für Wohlbefinden, Gesundheit und schließlich Überleben, wenn es ihnen daran mangelt. Wir kennen heute die medizinischen Hintergründe für die Bedeutung des Schlafes, wie der Körper sich in dieser Zeit reinigt und erneuert, Speicher in den Drüsen und im Nervensystem aufgefüllt werden, Energie gespeichert wird in Form von Glykogen (Speicherform des Blutzuckers), das am folgenden Tag einen funktionierenden Stoffwechsel erst ermöglicht. Wir wissen um die Verarbeitung von emotionalen und mentalen Themen in der Traumphase des Schlafens und deren essentielle Bedeutung für unsere seelischgeistige Verfassung. All das wissen wir, ebenso wie die zahlreichen Einflüsse, die diese Prozesse fördern und stören können.

Bände von Büchern würde es füllen, einer erschöpfenden Information darüber Raum zu geben und den daraus resultierenden Ratschlägen für ein entsprechend förderliches Verhalten. Das ist nicht meine Berufung, deshalb kann ich es mir viel leichter machen. Ich beschreibe einfach, was die tachyonisierte Schlafdecke für mich bringt, wenn ich darauf schlafe:

- Sie umgibt mich mit einem starken Tachyonenfeld, das schädigende, dissonante Frequenzen von außen, wie zum Beispiel Erdstrahlen, Elektrosmog, wetterbedingte atmosphärische Energiefelder = spherics, „Geister", etc. harmonisiert, und mich damit in einer Phase schützt, in der mein Energiesystem offener und verletzbarer für derartige Einflüsse ist, als im wachen Zustand.

- Die energetisierende Wirkung der Tachyonen auf mein Gesamtkörper- SOEF erlaubt diesem, ein in sich balanciertes Regulieren aller untergeordneten SOEFs von Organsystemen, Organen, Zellen, Molekülen, Atomen, bis zu den dazugehörigen Pions. Die Wirkung ist ein gleichmäßiges, harmonisches Ansteigen aller Körperenergien, eine reibungslos ablaufende Regenerationsarbeit, eine verbesserte Stoffwechselleistung, ein ungestörtes Abtauchen in tiefe Schlafphasen, eine schnellere Streßverarbeitung und alles in allem ein erholsamer Schlaf.

Eine optimale Möglichkeit also, in der so wichtigen Schlafenszeit für sich zu sorgen und seine Heilung, Gesundheit und Entwicklung im Schlaf zu unterstützen. Die ersten Nächte auf der tachyonisierten Schlafmatte können allerdings auch bewegte Erfahrungen mit sich bringen. In dem Maß, wie die SOEFs den Zustand optimaler Balance erschaffen wollen, kann es zu allerlei Entgiftungsreaktionen kommen. Anwender berichteten von nächtlichen Schweißausbrüchen, buntem und intensivem Traumerleben, Unruhezuständen mit oftmaligem Erwachen bis zu Einschlafschwierigkeiten, wie nach Kaffeegenuß. Andere wiederum erlebten zu ihrer Freude ein sofortiges Einschlafen, erholsame Nächte von Anfang an und gesteigerte Energie während des ganzen nächsten Tages. Immer ist es ein individueller Balancierungsprozeß, gesteuert von den aktuellen Bedürfnissen und Möglichkeiten der regulierenden SOEFs. Bei unerwünschten Reaktionen empfehle ich das langsame sich Annähern in Form von stundenweisem Liegen auf der Matte. Nach einigen Nächten werden dann die überschießenden Reaktionen verschwinden und einer sanften und stetigen Harmonisierung Platz machen.

Natürlich findet die tachyonisierte Schlafdecke auch während des Tages genügend andere Einsatzmöglichkeiten, als nur darauf zu schlafen. Vor allem für schwer erkrankte Menschen, deren Lebensenergie mehr und mehr stagniert, die nur liegen, ohne viel Bewegung, oder zur rascheren Genesung nach Krankheiten.

Auf der Behandlungsliege von Heilkundigen aller Art, von Masseuren und Physiotherapeuten ermöglicht das starke Tachyonenfeld eine tiefe Öffnung für die Arbeit und eine rasche Integration aller körperlichen, emotionalen und mentalen Bewegungen, die während der Behandlung ausgelöst werden. Natürlich betrifft die stark balancierende Wirkung auch den Behandelnden selbst und schützt vor dem sonst unumgänglichen Energieabfall durch die Aufnahme dissonanter Energiemuster der Patienten. Alle Prozesse laufen viel schneller und balancierter ab, was den Betroffenen intensivere und klarere Erfahrungen beschert.

Was den Einsatz der tachyonisierten Schlafdecke für die Meditation betrifft, kommt der Begriff „fliegender Teppich" den möglichen Erfahrungen am nächsten. Aus einer alltäglichen „Pflichtübung" mit Gedankenkarussells, Unlustgefühlen, schmerzendem Rücken und wehen Knien und all den anderen Widrigkeiten, die einem den Weg in die Stille erschweren können, wird eine Zeit der Leichtigkeit,

Tiefe und Klarheit durch das nährende Tachyonenfeld. Man sitzt darin wie in einem Energie-Ei und trotzt den Gesetzen der Schwerkraft. Körperübungen, wie Yoga und Qi Gong, Atemtechniken, Kontemplationen und Gebet erfahren auf dieser Decke eine wunderbare Vertiefung ihrer Wirkung.

Mit der tachyonisierten Decke auf dem Autositz waren die Zeiten für verspannten Rücken und Müdigkeit beim Fahren endgültig vorbei. Als Langstreckenfahrer haben diese Erscheinungen mir die oft unerwünschten Grenzen gewiesen. Die Erholungsphase während der nun seltener benötigten Rast ist intensiver und kürzer. Mein energetischer Zustand am Reiseziel nicht viel anders als beim Losfahren, die Ärgerphasen aufgrund unbalancierter Verkehrskollegen gestalten sich klarer und kürzer.

Alles in allem hat das lange Autofahren dadurch an Erschwernis verloren und durch die gleichmäßig hohe Konzentration an Sicherheit zugenommen, mein siebter Sinn für Radarfallen ebenso!

"Life Padd"

(Tachyonisiertes Sitzkissen)

Das tachyonisierte Sitzkissen ist die Miniversion der Schlafdecke. Kernstück des Kissens ist ein tachyonisiertes Gewebe aus Aerosiliziumfaser, wie in der Schlafdecke, das in einen speziellen Nylonstoff eingenäht ist.

Nylon ist in diesem Fall das Material der Wahl, da die Siliziumfasern dieses dichte Nylongewebe nicht durchstechen können und es auch genügend Festigkeit verleiht zur Erhaltung der Form. Dieser Kern steckt in einer robusten, waschbaren Hülle mit Nylon an der Unterseite und Schaffell an der Oberseite. Eine Schaumstoffeinlage sorgt für weiches und bequemes Sitzen.

Das starke dreidimensionale Tachyonfeld energetisiert beim Sitzen auf diesem Kissen vor allem die SOEFs des Becken- und Bauchraumes, was wiederum zu einer verbesserten Versorgung der Wirbelsäule und des Rückens mit Energie führt. Bei allen Störungen im Bereich der Blase, der Fortpflanzungsorgane, wie zum Beispiel Menstruationsbeschwerden und Prostataleiden, bei Verdauungsstörungen, bei Hämorrhoiden, Hüftleiden und Beschwerden im unteren Teil des Rückens leistet das Life Padd wunderbare Dienste.

Ursprünglich gedacht, um Menschen im Rollstuhl zu unterstützen, hat es mittlerweile viele andere Fans gefunden, vor allem unter den Profisitzern, wie Sekretärinnen, Beamte, Kraftfahrer, Studenten, Kinogänger ...!

Der leicht herausnehmbare tachyonisierte Kern kann unter das Laken gelegt werden, wo es die harmonisierende, heilungsfördernde Wirkung für Kranke entfaltet. Man kann es Säuglingen in die Wiege legen, oder am Behandlungstisch verwenden. Den Möglichkeiten ist keine Grenze gesetzt.

Mich begleitet dieses Kissen bei meinen Waldspaziergängen mit meinem Hund, wo ich bei meinen Lieblingsbäumen weich, trocken und energetisiert sitzen kann, um zu genießen oder zu meditieren.

Große Verbreitung findet das Sitzkissen auch als Unterlage für Katzen und Hunde. Während letztere die balancierende Wirkung der Tachyonen ausnahmslos schätzen, scheinen Katzen ein eher gespaltenes Verhältnis zu dieser ordnenden Energie zu besitzen, es sei denn, sie sind krank. Die abenteuerlichsten Geschichten zum Thema Katze und Tachyon habe ich schon gehört, die alle auf eine ausgeprägte, eigenwillige Emotionalität dieser bepelzten Vierbeiner schließen läßt.

"Vitalizer II"-Gürtel

Der tachyonisierte Vitalizer II–Gürtel ist aus Baumwollstoff gefertigt und hat wie das Life Padd einen Kern aus Aerosiliziumfaser – allerdings eingenäht. Die Aerosiliziumfaser ist eine Spezialentwicklung aus der Raumfahrt und hat nichts zu tun mit Glasfasern oder ähnlichem Material, dem Gesundheitsgefährdung nachgesagt wird. Durch den Tachyonisierungsprozeß haben wir mit diesem Gürtel eine Tachyonantenne zur Verfügung, die den Körper vollständig umschließt und alle SOEFs des Becken- und Bauchraumes energetisiert.

Hintergrundwissen: Zone der Kraft

Der Gürtel galt in alter Zeit als Symbol der Kraft. Er war den Herrschern und Mächtigen vorbehalten. Die energetische Realität hinter diesem „Symbol" finden wir in schamanistischen Traditionen ebenso beschrieben, wie in der traditionellen chinesischen Medizin. Die Region des Gürtels ist gesäumt von Zonen und Punkten, die das Unten mit dem Oben des Körpers verbinden, die Lebenskraft der Wurzel weiterleiten bis zur Krone und damit unseren gesamten Organismus mit Lebendigkeit und Kraft erfüllen. Ob als „Gürtelgefäß" in der chinesischen Medizin oder als „Schamanengürtel" in verschiedenen Traditionen bezeichnet, körperliche Kraft und Gesundheit hängen unmittelbar mit einer durchlässigen und lebendigen Funktion dieser Zonen zusammen.

Dies erklärt nun auch den Namen dieses Gürtels, der entstanden ist aus der Erfahrung vieler Menschen: Vitalizer = Lebensspender. Im Besonderen schätzen Heiler, die mit direkter Energieübermittlung arbeiten, die Verstärkung des Energieflusses und die Steigerung der Effektivität ihrer Heilarbeit. Gleichzeitig schützt das Tachyonfeld vor negativen Energiemustern. Sportler erfreuen sich an zusätzlicher Energie und Ausdauer genauso wie Hausfrauen und Mütter, die ähnlich gefordert werden, die Grenze ihrer Leistungsfähigkeit zu erleben. Ideal für Schwangerschaft und die Zeit der Rückbildung nach der Geburt, sowie für die energiefordernde Zeit des Stillens und der schlafarmen Nächte. Für Bäuche mit einem Umfang von mehr als 106 cm (nicht nur durch Schwangerschaft) gibt es eine Verlängerung dieses Gürtels, die auch für die Flexcell 100 benutzt werden kann.

Bei Störungen im Bereich der inneren Organe, z. B. Verstopfung, Magengeschwür, Nierensteine, Gallenleiden ist der Vitalizer II der Flexcell 100 wegen seiner sanfteren und großflächigen Wirkung auf die Regulation der SOEFs vorzuziehen. Ebenso bei bestimmten Formen von Menstruationsbeschwerden, vor allem diejenigen mit einem stark emotionalen Zusammenhang. In diesen Fällen sollte der Vitalizer II andauernd getragen werden, auch nachts.

Wie alle tachyonisierten Werkzeuge sollte der Vitalizer-II-Gürtel so viel und so kreativ wie nur möglich eingesetzt werden. Er kann natürlich beidseitig verwendet werden und um verletzte oder müde Beine und Arme gewickelt werden, kann einem schmerzenden Kopf als Krone dienen, als eine Schärpe Brust oder oberen Rücken in einem Tachyonfeld baden, an der Stuhllehne in jeder gewünschten Höhe befestigt werden, um Schmerzlinderung oder Entspannung zu bringen. Wasserflaschen können umwickelt werden, die Töpfe kranker Pflanzen, unter das Hundekörbchen kann er gelegt werden ...

Tachyonisiertes Augenkissen

Etwa 200 g tachyonisierte Glasperlen, eingenäht in ein Säckchen aus reiner, hochwertiger Seide, machen dieses Augenkissen zu einem vielbeliebten Allroundtalent. Die Besonderheit liegt darin, daß die einzelnen Glasperlchen direktional, d.h. gerichtet tachyonisiert sind und somit ein starkes, gebündeltes Tachyonfeld abgeben. Kreuz und quer im Säckchen verteilt, erzeugen sie wiederum ein dreidimensionales Feld. Damit kombiniert das Augenkissen die starke, balancierende Potenz der gerichteten Produkte mit der Wirkgröße der dreidimensionalen Werkzeuge.

In erster Linie, und das sagt schon der Name, ist das Augenkissen zum Auflegen auf die Augen gedacht. Schon nach kurzer Zeit tritt lokal eine wohlige Entspannung ein, die sich dann über den gesamten Kopf-, Nacken- und Schulterbereich erstreckt und sich schließlich, meist innerhalb von 10 – 15 Minuten, auf den gesamten Körper ausdehnt. Die Lösung von Blockaden im Bereich der Augen ist gleichbedeutend mit dem Loslassenkönnen von Kontrolle und Willen, unseren aktiven, nach außen orientierten, meist überbetonten Verstandesfunktionen. Von den vielen Ebenen, die wir mit dem Auflegen des Augenkissens erreichen – wichtige Akupunkturpunkte, feine Muskulatur der Augen, Nasenreflexzonen, Stirn- und Nebenhöhlen – möchte ich eine besonders wichtige herausgreifen, die erst vor kurzem erforscht und für Fachkreise veröffentlicht wurde:

Hintergrundwissen: Licht und Hirnaktivität

Besagte Studie bezog sich dabei auf die Wirkung von Sonnenlicht auf uns Menschen. Die Forscher aus dem Fachbereich der Psychoneuroimmunoendokrinologie (wenn Sie das Wort auswendig lernen, verblüffen Sie alle ihre Bekannten) kamen zu folgendem Ergebnis: Erst mit 20 Minuten mittäglichen Sonnenlichtes pro Tag, direkt (!) auf die Netzhaut der Augen, können die wichtigsten Hirndrüsen und Zentren, die für die reibungslose Funktion von Abwehrsystem (...immuno...), Hormonsystem (...endokrino...), vegetativem Nervensystem (...neuro...) und damit unserer Befindlichkeit (...psycho...) verantwortlich sind, diese Aufgabe ausreichend erfüllen. Weniger als diese 20 Minuten führen früher oder später zu Leistungseinbußen bei einem, zwei, oder drei dieser Grundpfeiler unserer Körperfunktionen. Abwehrschwäche, Hormonstörungen aller Art, Streß und vor allem Depressionen sind die Folge. Die während dieser Studie gemachten Versuche an Patienten mit bis dahin nicht behandelbaren Depressionen brachte ein Verschwinden der Depressionen bei fast 30 Prozent der Versuchsteilnehmer. Wer kennt sie denn nicht, die Winterdepression, die uns nach der Frühlingssonne lechzen läßt oder die uns ins Reisebüro drängt, um irgendwo einen Platz an der Sonne zu buchen? Vermutlich ein Relikt aus den Zeiten des Winterschlafes, macht uns diese Dynamik nicht nur im Winter, sondern auch während längerer Schlechtwetterperioden im Sommer ordentlich zu schaffen.

In unser Modell übersetzt: Die SOEFs, die die Netzhaut steuern, benötigen hochgeladene SOEFs aus der Sonne, um die entsprechenden Nerven zu aktivieren, die dann in den Steuerzentren melden, was da draußen so los ist. Und die stimmen in der Folge unseren gesamten Organismus darauf ein. Keine Sonnen-SOEFs = keine Lust auf gar nix!

Die überragende Wirkung des tachyonisierten Augenkissens liegt nun darin, wie die Sonne die Netzhaut-SOEFs zu energetisieren, und damit besagten Steuerzentren freie Bahn zu signalisieren für eine volle Fahrt. Übrigens handelt es sich bei diesen Steuerzentralen um die Hypophyse, die Epiphyse und den Hypothalamus, die uns an mehreren Stellen in diesem Buch begegnen. Kein Wunder, da es sich um die Chefetage unserer wichtigsten Körperfunktionen handelt.

Mit dem Auflegen auf die Augen ist das tachyonisierte Augenkissen ein wichtiger Bestandteil des *Tachyon-Cocoons*. Hier sei noch erwähnt, daß bei erhöhtem Augendruck, oder überhaupt bei empfindlichen Augen, die Glasperlchen zur Seite geschoben werden sollen, um unnötigen Druck auf den Augapfel zu vermeiden.

Aus der Praxis

Eine Patientin von mir sollte eine Brille angepaßt bekommen, da umfangreiche Störungen am Auge diagnostiziert worden waren. Sie rief mich an mit der Frage, ob der Tachyon-Cocoon bei ihren Augenleiden helfen könnte, da sie ihr Geld lieber in Tachyonen, als in eine Brille investieren wollte. Immer vorsichtig mit einer Antwort auf so eine Frage, erkläre ich ihr kurz die zu erwartende Wirkung der Tachyonfelder und daß es im Ermessen der entsprechenden SOEFs liegt, was dann letztendlich vor Ort im und am Auge geschehen kann. Voll Vertrauen in ihre SOEFs kaufte sie sich den Cocoon (begleitet von der Skepsis ihres Mannes – seines Zeichens Physiker) und lag regelmäßig darin, belächelt von Gatten und Tochter. 14 Tage später hatte sie einen erneuten Termin beim Augenarzt, der keine (!) der vorher diagnostizierten Befunde mehr erheben konnte. Da sie ihm nichts vom Cocoon und von Tachyonen erzählen wollte, blieb einfach nur Verwunderung bei ihm zurück, da so eine Normalisierung = Heilung bei der Stärke der Störungen nicht zu erwarten gewesen war, schon gar nicht in der kurzen Zeit.

Die Vielseitigkeit des tachyonisierten Augenkissens erklärt seine Beliebtheit. Auf Nacken und Schultern gelegt, auf schmerzende Gelenke, beim Meditieren draufgesetzt oder auf den Kopf gelegt, in den Händen (Reflexzonen) geknetet oder ins Babybettchen gelegt. Sie können die tachyonisierten Glasperlchen auch in ein sonst mit Reis oder Sand gefülltes Delphinchen, eine Schildkröte oder einen Frosch füllen und damit ein Kind im Außen oder Innen beglücken.

Tachyonisiertes Nackenkissen

Das tachyonisierte Nackenkissen ist ein typisches Beispiel für die Entwicklung der in diesem Buch vorgestellten tachyonisierten Werkzeuge. Die Vermittlung von Tachyonen ist allen diesen Hilfsmitteln gemein. So kann jedes eingesetzt werden für alles. Allein der praktische Aspekt bezüglich Effektivität und Art der Anwendung treibt die Entwicklung immer neuer Produkte voran. Im Falle des Nackenkissens war die Frage nach einem Werkzeug, das hilfreich und einfach bei Streß eingesetzt werden kann, der Auslöser.

Ein typisches, weit verbreitetes Streßmuster, wie es sich in unserem physischen Körper manifestiert, sieht folgendermaßen aus: Verspannte Nacken- und Schultermuskulatur, Blockaden im Gallenblasenmeridian in diesem Abschnitt, gestörter Lymphabfluß aus dem Kopf, die Neigung zum typischen Druckkopfschmerz bis zu Migräne. Da Streß direkt auch den Magen betrifft, finden wir Blockaden im dazugehörigen Magenmeridian. Der Energiefluß durch die Wirbelsäule ist vermindert durch den Stau am Beginn der Halswirbelsäule, was zu Konzentrationsstörungen und zu raschem Ermüden führt. Je länger man dieses Muster aufrecht erhält, um so mehr unangenehme bis krankmachende Symptome hängen sich daran.

Die Lösung dieses Problems mußte zusätzlich einfach ausfallen, da die Menschen, die zu solch einem Streßmuster neigen, meistens keine langwierigen, komplizierten und aufwendigen Hilfsmittel und Maßnahmen tolerieren. Die Lösung ist ein genau diesem Beschwerdebild angepaßtes Nackenkissen mit Tausenden tachyonisierten Glasperlen, etwa doppelt so vielen, wie im Augenkissen. Genau wie dieses verbindet es so die Vorteile eines starken gerichteten Tachyonfeldes mit denen eines großflächig wirksamen dreidimensionalen Produktes. Es bedeckt jeweils zu beiden Seiten Punkte auf dem Magenmeridian, den wichtigsten Gallenblasenpunkt zur Versorgung von Kopf und Schulter, die entsprechenden Lymphpunkte zur Verbesserung des Abflusses vom Kopf und es kreuzt den Nacken in einem Punkt, der für den Energiefluß in der Wirbelsäule eine wichtige Rolle spielt.

Das alles erklärt anschaulich die wunderbar entspannende Wirkung schon nach kurzem Auflegen des Nackenkissens. Und es ist dazu noch einfach anzuwenden. Es liegt unauffällig unter dem Sakko, oder auch darüber. Kann schnell an- und abgelegt werden, ist also ideal fürs Büro und in der Manageretage, wo die meisten Betroffenen für diese Problematik zu finden sind.

Weitere Anwendungsbeispiele: Aufgelegt auf die Chakren der vorderen Mittellinie des Körpers, in die Gürtelschlaufen der Hose eingezogen, vor die Tastatur des Keyboards oder, wie gerade in meinem Falle, wo ich das schreibe, vor das Notebook gelegt, die Handgelenke darauf, verhindert es Verkrampfungen der Finger, Handgelenke und der ganzen Arme, beugt dem gefürchteten Karpaltunnel-Syndrom vor und fördert durch die Harmonisierung der Hirnhemisphären glänzende Ideen zu Tage.

Tachyonisierter Tieranhänger
„Life Capsule"

Life Capsule-Tieranhänger sind gefüllt mit kleinen tachyonisierten Glasperlchen. Es gibt sie in zwei Größen: Der kleinere der beiden ist gedacht für kleine Haustiere, wie Katzen, Hasen und Kaninchen. Der größere eignet sich hervorragend für Hunde aller Größen und Ziegen. Die meistens gute Einbindung unserer Vierbeiner in ihr Energetisches Kontinuum erlaubt eine schnelle Balance von Störungen und Krankheiten mit geringem Aufwand an Tachyon-Produkten. Die tachyonisierten Tieranhänger stellen eine effektive Vorsorge und Sicherung der Gesundheit der Haustiere dar.

Übrigens: Als Schlüsselanhänger stellt die Life Capsule ein exklusives Geschenk für besondere Freunde dar.

Aus der Tierpraxis

Ein hochbetagter Pinscher litt jahrelang an Fettgeschwulsten, die sich immer wieder entzündeten. Durch keine tierärztliche Maßnahme waren diese Beschwerden zu beeinflussen. Die einzige Möglichkeit eines operativen Eingriffes wurde zwar erwogen, wegen des Alters des Hundes aber nicht durchgeführt. Eine tachyonisierte Life Capsule war die einzige Maßnahme, die dazu führte, daß innerhalb von zwei Wochen die Fettgeschwülste vollständig verschwunden waren. Einzig dazu gedacht, die allgemeine Lebenskraft zu stärken, versetzte Tachyon den Hund in die Lage, die Geschwülste vollständig und dauerhaft auszuheilen.

Produkte zur äußeren Anwendung auf der Haut

Das Spektrum dieser Produktserie reicht von der Hautpflege bis zum Einsatz bei verschiedensten Störungsmustern von Haut, Muskeln und Gelenken. Dabei ist besonders zu beachten, daß bestimmte Hautareale (= Reflexzonen, Dermatome, Akupunkturpunkte ...) mit dem Inneren des Körpers eng verbunden sind und damit Eintrittspforten darstellen, über die wir den gesamten Organismus erreichen können. Zusätzlich besteht die Möglichkeit einer sanften Harmonisierung großer Körperareale.

Alle Ausgangsprodukte sind von reinster Qualität und nach ökologischen Gesichtspunkten ausgewählt. Weder finden tierische Produkte Anwendung, noch werden in irgendeiner Weise Tierversuche durchgeführt oder gefördert!

Zu den Produkten für äußere Anwendungen zählen:
- Panther Juice
- Ultra Balance Massageöl
- Ultra Balance Massagecreme
- Ultra Freeze, Passion Dew
- Tach-O-Vera
- Retinyl Gel
- Ultra Pure Vit A Creme
- Ultra Pure Vit E Creme

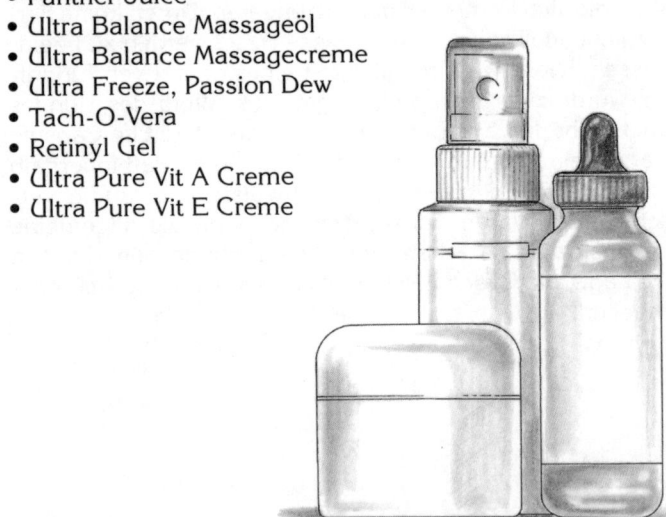

Tachyonisierter Panther Juice™

Bevor dieses tachyonisierte Hautöl zum öffentlichen Verkauf zur Verfügung stand, wurde es in 22 Praxen auf seine Wirkungen untersucht. Drei Jahre Entwicklungszeit hatten sich gelohnt: In über 90 Prozent der Fälle, bei denen Panther Juice in Verbindung mit anderen Tachyonwerkzeugen eingesetzt worden war, konnte eine signifikante Reduktion (75 Prozent und mehr) oder vollständiges Verschwinden der Schmerzen beobachtet werden. Diese Ergebnisse sind mittlerweile weltweit bestätigt.

Die einzigartige Zusammensetzung

Vitamin B-Komplex (davon auch der charakterstarke „Panther"-Geruch) – Vitamin E – Folsäure – Magnesium Zitrat – Zink und Mangan (als Chelate) – Selen – Aloe Vera – Arnikaöl – Pfefferminzöl – u. a.

Die Komposition dieser einzelnen Vitamine, Mineralien und Pflanzenwirkstoffe ist so gewählt, daß sie schnell durch die Haut bis in tiefe Gewebe- und Muskelschichten eindringen, um dort die SOEFs im molekularen und zellulären Bereich zu stärken. Damit setzt ein Harmonisierungsprozeß ein, der Aufräumungsarbeiten und verbesserten Stoffwechsel im entsprechenden Bereich bewirkt. Innerhalb von ca. 20 Minuten hat der Körper den Großteil der Bestandteile verarbeitet und alle nicht gebrauchten Überschüsse über die Nieren ausgeschieden, was einen stark gelb bis braun gefärbten Urin zur Folge haben kann! Zurück bleibt ein optimal vorbereitetes Feld, auf dem der Körper seine weitere Heilungsarbeit vollziehen kann.

Hintergrundwissen: Zellmilieu und Grundregulation

Den Forschungen von Dr. Pischinger an der Universität Wien verdanken wir tiefe Einblicke in das Zusammenspiel der Zellen und ihrer Umgebung. Er hat beschrieben, wie unmittelbar der Zustand des Milieus um unsere Zellen herum deren Funktion beeinflußt. Wie durch einen Sumpf wandern Nährstoffe aus den Blutgefäßen in die Zellen, und gehen Abfallprodukte aus dem Zellstoffwechsel den umgekehrten Weg. Über Nervenzellen, die direkt in diese Zwischenzellsubstanz münden, und durch Hormone und andere Botensubstanzen steuert der Organismus diesen Austausch, indem er den Sumpf dichter oder lichter werden läßt.

Die wichtigsten Abwehrleistungen unseres Immunsystems finden in diesem Bereich zwischen den Zellen statt, hier werden Abfälle in Form von Säuren zwischengelagert, um das Blut sauber zu halten. Auch sämtliche Wiederaufbauarbeiten von verletzten oder gestörten Geweben finden hier statt. Lagern sich nun Säuren in diesen Bereich ein, zum Beispiel nach Verletzungen, durch Streß und Fehlernährung, setzt ein Teufelskreis ein, der in der Funktionsstörung mehr oder weniger großer Gewebeareale enden kann.

Nehmen Sie doch einmal kurz die oberste Hautschicht am äußeren Oberarm zwischen die Finger, um sie in eine Falte zu legen. Wenn das schmerzt und nicht möglich ist, ist vermutlich das Gewebe aufgequollen, als Folge von Ablagerungen in Form von Säuren. Die Versorgung der Zellen mit den nötigen Nährstoffen ist dadurch genauso reduziert wie der Abtransport der Abfälle, was zu mehr Säuren führt, die das Gewebe noch mehr quellen lassen. Der Sumpf wird immer undurchdringlicher nach beiden Richtungen und die von der Versorgung abgeschnittenen Zellen leiden an Mangel und bringen nicht mehr die für eine reibungslose Funktion erforderlichen Leistungen. Verläuft dieser Prozeß unterhalb der Schmerzgrenze, nehmen wir ihn als naturgegeben hin und sagen dazu „Altern". Meistens bringt er aber Schmerzen und Krankheiten.

Fast alle chronischen Erkrankungen, wie Rheumatischer Formenkreis, Allergien, Neurodermits, Gefäßverkalkungen, etc. können überhaupt erst auf einem bereits gestörten Zwischenzellgewebe entstehen. 80 Prozent aller Schmerzzustände in Deutschland und anderen „zivilisierten" Ländern betreffen den Bewegungsapparat und reißen Milliardenlöcher in die Kassen. Diese Schmerzen zeigen den Endpunkt einer Regulationsfähigkeit in den entsprechenden Gewebeanteilen an und die Kapitulation des Körpers vor einem Übermaß an Säuren, die nicht mehr neutralisiert und ausgeschieden werden können und so einen schmerzhaften Zerstörungsprozeß der physischen Form einleiten. Da bei diesem Prozeß das Zwischenzellgewebe des gesamten Organismus betroffen ist und nicht nur der Teil, der schmerzt, wiegt eine erfolgreiche Schmerzbehandlung vor Ort oft in falsche Sicherheit.

Erst die Entrümpelung aller Zellen und des Zwischenzellgewebes von blockierenden Giften, bzw. Säuren, sowie die Umstellung auf eine lebendige Ernährung und Lebensweise können die Voraussetzung schaffen für wirkliche Heilung.

Anwendung

Mit diesem Hintergrund werden Grenzen und Möglichkeiten der Anwendung vor allem von Panther Juice (PJ) klar. Ist die phantastische Wirkung von diesem tachyonisierten Hautöl nicht begleitet von oben genannten, für einen dauerhaften Heilungsprozeß notwendigen Maßnahmen, wird der erwünschte Erfolg mangelhaft bleiben müssen. So empfehle ich jedem an Rheuma, Arthrose, Gicht und anderen chronischen Schmerzzuständen Leidenden, den schmerzreduzierenden Effekt von tachyonisiertem Panther Juice zu nutzen, um sich im Sinne oben genannter Ideen (wieder) auf den Weg zu machen, die krankmachenden Lebensweisen zu verändern.

All dies erklärt auch, weshalb ganz unterschiedliche Reaktionen auf die Anwendung von Tachyon-Energie beobachtet werden können. Wenn Schmerzen entstehen, wo vorher keine waren, kann es z. B. sein, daß stillgelegte Säurelager aufgelöst werden. Dabei erhöht sich die Empfindlichkeit der Nerven, oder das Gewebe hilft sich durch die Erhöhung der Temperatur = Entzündung. Behandeln

Sie in diesem Fall die betreffenden Schmerzzonen mit, trinken Sie genügend (1,5 bis 2 Liter Wasser), reduzieren Sie eventuell die Tachyonanwendung, aber hören Sie nicht ganz auf (siehe dazu auch „Bifurkation" Seite 140).

Vor allem im Bereich der Gelenke, wo ein sehr langsamer Stoffwechsel stattfindet und u.U. starke Gifte eingelagert sind, kann der Heilungsprozeß langsamer verlaufen und sich über Wochen und Monate hinziehen. In den allermeisten Fällen aber können wir eine deutliche Schmerzreduktion innerhalb von 15 Minuten erwarten.

Panther Juice ist wesentlicher Bestandteil einer Strategie zur Anwendung von Tachyonen bei Schmerzzuständen, die im *Tachyon Practitioner Training*™ vermittelt wird und weltweit von professionellen Heilkundigen genauso, wie von interessierten Laien mit großem Erfolg angewandt wird.

Neben der Anwendung bei Schmerzen von Muskulatur, Gewebe und Gelenken im Bereich chronischer Erkrankungen, hilft Panther Juice auch bei Akne, Furunkeln, Durchblutungsstörungen (zusätzlich Rauchen und Fleischkonsum beenden), Sportverletzungen, Verstauchungen, Prellungen, Entzündungen, geschlossenen Hauterkrankungen, Insektenstichen und auch bei Sonnenbrand (!).

Aus der Praxis

Geröstet von der österreichischen, alpinen Höhensonne brannte mein Gesicht wie Feuer, das durch nichts zu löschen oder zu mildern war. Die Schmerzen waren groß und hinderten mich am Einschlafen. Gemartert entschloß ich mich zu einer, wie ich dachte, Roßkur mit PJ. Kurzfristig änderte sich die Qualität des Brandes, wurde aber nicht schlimmer. Kurz darauf schlief ich ein. Drei Stunden später erwachte ich – ohne Schmerzen! Und am nächsten Tag war außer einer leichten, ins bräunliche übergehenden Röte nichts mehr zu bemerken. Weder hatte ich Schmerzen, noch löste sich in der Folge Haut von meinem Gesicht.

Ein paar Tropfen PJ auf die Haut geben, ein wenig einmassieren und dann einziehen lassen, das ist alles, was es zu tun gibt! Den Rest übernehmen die tachyonisierten Wirkstoffe, die direkt am Ort der Störung dem Körper helfen, die Säuren und Gifte zu binden und auszuscheiden, die Durchblutung zu fördern, die Abwehr hochzufahren und alles für die Heilung Nötige zu organisieren.

Ein Geheimtip unter Genießern: 15 – 20 Tropfen PJ ins Badewasser. Die gleichmäßige Aufnahme über die ganze Körperoberfläche führt zu tiefer Muskelentspannung bei gleichzeitiger Energetisierung des gesamten Organismus. Ein Bad in kosmischem Fruchtwasser!

Bei sensitiver Haut kann PJ zu starker Rötung führen. Das ist ein erwünschter Effekt, der auch vermehrt bei stark übersäuertem Gewebe auftreten kann. Vor der Anwendung von PJ im Gesicht sollte dieser durchblutungsfördernde und nach außen deutlich leuchtende Aspekt erwogen werden. Bei bekannter Arnika- oder Niacinunverträglichkeit sollte vorher auf kleinem Areal die Wirkung von PJ getestet werden.

Bei längerem Liegen trennen sich die in Öl gelösten Bestandteile von den alkoholisch gelösten Stoffen. Vor der Anwendung deshalb immer gut schütteln, um das gesamte Wirkspektrum von Panther Juice zur Verfügung zu haben.

Tachyonisiertes Ultra Freeze™

Dabei handelt es sich im wahrsten Sinne des Wortes, um das „coolste" Produkt aus der Tachyon Werkstatt. Tachyonisiertes Ultra Freeze (UF) ist so zusammengesetzt, daß es schnell in schmerzendes und entzündetes Gewebe eindringen kann, um einen kühlenden und balancierenden Effekt vor allem für Muskeln und Gelenke zu entfalten. Die schmerzlindernde Wirkung setzt dadurch schon nach wenigen Minuten ein.

Zusammensetzung: Menthol (7,25 Prozent) – Arnika – Aloe Vera – Wintergrün – Rosmarin – Lavendel – Ginster – u. a.

Anwendung

Alle mit hitziger Schwellung verbundenen Verletzungen, wie Verstauchungen, Prellungen, Insektenstiche, Entzündungen in den Gelenken, sind die Zielscheibe für tachyonisiertes Ultra Freeze. Weiters schwere und heiß geschwollene Beine und Füße, wie bei Krampfadern und anderen Venenleiden. Bei verspanntem und gestautem Nacken, aufgetragen auf Schädelbasis und Schulter- und Nackenmuskulatur, hilft es die Durchblutung wieder zu steigern und den Energiefluß zwischen Brust und Kopf zu balancieren. So verschwindet der oft beteiligte Kopfschmerz und die Konzentrationsfähigkeit nimmt wieder zu.

Aufgrund dieser Eigenschaften wurde Ultra Freeze ein integraler Bestandteil von vielen Sporttaschen, Arbeitstaschen von Ärzten, Heilpraktikern, Hauskrankenpflegern, Masseuren, Physiotherapeuten, Handtaschen von Verkäuferinnen und Sekretärinnen, Aktenkoffern von Managern und Beamten, Handschuhfächern von Fernfahrern und Außendienstmitarbeitern.

Ein besonderes Einsatzgebiet von tachyonisiertem Ultra Freeze sind Erkältungskrankheiten mit starker Schleimbildung und Entzündungen der Atemwege. Die tachyonisierten Aromastoffe von Menthol, Rosmarin und Lavendel mildern den Hustenreiz und helfen der Schleimhaut, sich von festsitzendem Schleim zu befreien. Dazu einfach auf Brust und Rücken auftragen. Bei hartnäckiger Verschleimung auch an den Eingang der Nase ein wenig auftupfen und stark inhalieren. Bei Kopfschmerzen sollte je nach Lage UF in Schläfen und Stirn einmassiert werden, oder in den Nacken oder in die Region des höchsten Punktes des Kopfes. *Der Kontakt mit den Augen sollte unbedingt vermieden werden!* Die Kombination von zuerst Panther Juice für die Tiefenwirkung, danach Ultra Freeze zum angenehmen Kühlen und schließlich Tachyonisiertes Massageöl für die Langzeitwirkung potenziert den balancierenden Effekt, den ansonsten die einzelnen Mittel, allein angewandt, bewirken.

Tachyonisiertes Ultra Balance Massageöl

Tachyonisiertes Ultra Balance (UB) Massageöl ist ein unentbehrliches Hilfsmittel in vielen Massagepraxen rund um den Globus und ein geschätztes Pflegeöl, das den Körper den ganzen Tag mit einem Hauch Tachyon einhüllt.

Zusammensetzung: Süßmandelöl – Oktylpalmitat aus Kokosnußöl – Kukuinußöl (hawaianisches Heilmittel) – Canolaöl – Vitamin E

Anwendung

UB Massageöl ist ein herausragendes Instrument für alle Masseure und Körperarbeiter: Die wohltuende Behandlung klingt noch stundenlang für die Klienten bzw. Patienten nach und läßt sie gerne wiederkommen. Auch stark aufwühlende Massagearbeit und Therapieformen, die in tiefem Bindegewebe arbeiten, und im Klienten viel Bewegung verursachen, lassen sich in einer Haut, die eingehüllt ist von Tachyonen, leichter und schneller integrieren.

Der zweite wesentliche Aspekt, der die Verwendung von tachyonisiertem Massageöl so beliebt macht, ist der Schutz des Behandelnden vor dissonanten Energien, besonders in der Arbeit mit kranken Menschen. Die Tachyonschicht zwischen dem Körper und den Händen verwandelt sofort chaotische Frequenzmuster in geordnete, die für beide Beteiligten gleichermaßen wohltuend erlebt werden. Dies fördert auf der einen Seite das Vertrauen der Klienten, was das Schmelzen der Verspannungen sehr beschleunigt und auf der anderen Seite macht die Arbeit mehr Spaß und bringt weniger Erschöpfung auch an intensiven Arbeitstagen. Alles Voraussetzungen, neben der notwendigen technischen Qualität der Arbeit, für eine erfolgreiche, blühende Praxis:

Bericht aus einer Massagepraxis

Einem Masseur war sein tachyonisiertes Massageöl aus-
gegangen, weshalb er aus seinen alten Beständen schöpfte
und damit die Behandlungen durchführte. An diesem Tag
fragten ihn alle (!) seine Klienten, die er bereits mehrere
Male mit tachyonisierten UB Massageöl behandelt hatte,
was denn an diesem Tag anders wäre an seiner Behandlung. Nicht daß sie unzufrieden gewesen wären, nur – es
war irgendwie anders als sonst! Mit einer solchen Reaktion seiner Patienten hatte er nicht gerechnet. Jetzt läßt er
den tachyonisierten Ölfluß, der durch seine Hände fließt,
nicht mehr versiegen.

Wie eingangs erwähnt spielt UB Massageöl nicht nur für
professionellen Einsatz eine große Rolle, sondern auch als
Körperöl zur täglichen Pflege für sich selbst, als beliebtes
Geschenk für Partner, zur Pflege/Massage von Säuglingen, etc.!

Das Öl läßt sich gut aus Kleidung und Laken auswa-
schen und hinterläßt auf der Haut keinen speckigen Glanz,
vielmehr seidig-weiches Schimmern.

Die Zusammensetzung aus hochwertigsten Ölen veranlaßt einige Anwender, einen Teil ihres Bedarfes an unge-
sättigten Fettsäuren mit dem UB Massageöl abzudecken.
Diese Fettsäuren benötigt der Körper, um geschmeidige und
wohlfunktionierende Zellmembranen aufzubauen, eine Reihe
wichtiger Hormone zu bilden (z. B. Sexualhormone), die
Hirnfunktion aufrecht zu erhalten, und viele weitere lebens-
wichtige Körperfunktionen am Laufen zu halten. Durch die
Tachyonantennenwirkung der besagten Fettsäuren bringen
sie harmonisierendes Potential in den gesamten Fettstoff-
wechsel. Ich persönlich mische tachyonisiertes UB Massageöl zum Salatölgemisch, bestehend aus verschiedenen kalt
gepreßten biologischen Speiseölen. Das wertet die Qualität dieser Öle auf, stärkt die SOEFs im Salat und in der
Folge auch alle SOEFs in meinem Körper, die den Stoffwechsel der Fettsäuren überwachen und lenken.

Folgenden Hinweis sollten Sie beachten: Die großflächige Anwendung tachyonisierten Ultra Balance Massageöls kann in Menschen, die noch keinen Kontakt mit Tachyon hatten, zur *Entgiftung* führen, die als unangenehm empfunden werden kann. Es ist ratsam, anfangs mit gewöhnlichem Massageöl 1:1 zu mischen, oder UB Massageöl nur in ausgewählten, begrenzten Arealen einzusetzen. Nach drei bis vier Anwendungen ist in der Regel mit keinem nennenswerten *Detox* (= *Entgiftung)* mehr zu rechnen.

Da keine Zusätze den reinen Ölen beigefügt sind, können Aromaöle der eigenen Wahl dazugemischt werden.

Tachyonisiertes Ultra Herb Massageöl

Ausgesuchte tachyonisierte Kräuterauszüge verleihen diesem Massageöl zusätzlichen therapeutischen Nutzen und wunderbaren Duft.

Zusammensetzung: Mandelöl – Rosmarin – Lavendel – Ginster – Pfefferminze – Eukalyptusöl – Kukuinußöl – Canolaöl – Vitamin E – Oleth-2

Anwendung

Neben den Einsatzmöglichkeiten, wie bei UB Massageöl beschrieben, wird der wärmende, durchblutungsfördernde Effekt von Ultra Herb besonders im Rahmen der Sportmassage sehr geschätzt.

Tachyonisierte Ultra Balance Massage-Creme

Diese wasserlösliche, nicht fettende Massagecreme vereinigt in sich die leichte Anwendbarkeit eines Öles mit dem Effekt einer Pflegelotion, die gut von der Haut aufgenommen wird. Wegen der hypoallergenen Wirkung kann UB Massagecreme auch für besonders empfindliche Haut verwendet werden.

Zusammensetzung: Tachyonisiertes Wasser – Octylpalmitat aus Kokosnußöl – Arnikaextrakt – Aloe vera – Vitamin E – u. a.

Anwendung

Tachyonisierte UB Massagecreme ist das Mittel der Wahl für die Massage von Gesicht, Händen und Füßen. Die SOEFs energetisierende Wirkung bleibt so lange bestehen, bis die Creme wieder abgewaschen wird. So verlängert sich die Therapiewirkung, was z. B. nach Fußreflexzonenarbeit als besonders angenehm empfunden wird. Als tägliche Pflegecreme hüllt sie den Körper in eine vollständige, liebende Tachyonumarmung und ermöglicht so der Haut, auf allen Ebenen ihre Aufgaben (Wärme- und Stoffaustausch, Energieaustausch über Akupunkturpunkte, geschmeidiges Abgrenzen und Anpassen, Fühlen, etc.) balanciert und energetisiert zu erfüllen. In solch einer Haut steckt man gerne drin.

Besonders empfohlen und vielgeschätzt wird UB Massagecreme von Schwangeren, die damit ein Reißen ihres Gewebes (Schwangerschaftsstreifen) verhindern und die Haut von Bauch und Damm weich und geschmeidig halten können. Das regelmäßige Massieren des Bauches, in dem das neue Menschlein sitzt, kann zusätzlich zum medizinischen Nutzen für alle Beteiligten, vor allem für den Vater, zu einem Ritual der fürsorglichen Liebe und tiefen Verbindung werden. Nach der Geburt verhilft dasselbe Ritual zu einer balancierten Rückbildung des hochstrapaziertes Bauches.

Wunderbare Rückmeldungen habe ich auch von Gärtnern und Bauarbeitern erhalten, deren Hände mit der Verwendung von tachyonisierter UB Massagecreme nicht mehr so ausgetrocknet, rissig und schwielig wurden.

Tip: Verwöhnen Sie doch einmal die Menschen, die Sie lieben, mit einer Salbung der Füße mit tachyonisierter UB Massagecreme als uraltes Symbol der Anerkennung und Wertschätzung.

Tachyonisierter Passion Dew™

Tachyonisierter „Tau der Leidenschaft" (PD) ist ein Gleitmittel von besonderer Art. Anders als die meisten am Markt erhältlichen Gleitmittel unterdrückt es nicht die Aktivitäten der Schleimhäute, sondern fördert im Gegenteil sowohl die balancierte Produktion körpereigenen Liebessaftes, als auch eine erhöhte Sensibilität des gesamten betroffenen Gewebes.

Die kunstvoll zusammengesetzte Mischung der Bestandteile, unter anderem Hafer-Extrakt, gibt PD eine seidig weiche Konsistenz, macht es wasserlöslich und damit auch Kondom verträglich.

Hintergrundwissen: Sexualität und Hormone

Von zahlreichen Traditionen, durch die der Körper mit seinen Bedürfnissen und Möglichkeiten geehrt wird und Spiritualität und Sexualität nicht durch einen tiefen Abgrund von Tabus und Konzepten einander entfremdet worden sind, sind Praktiken überliefert, wie der Fluß sexueller Energie aufgebaut und verfeinert werden kann. So kann er für die persönliche Entwicklung genutzt werden, genauso wie für eine liebevolle und reife Beziehung zu Liebespartnern und der ganzen Welt. Die jahrtausendealte Tradition des Tantra beispielsweise lehrt die Möglichkeit, durch das volle Entfalten der sexuellen Kraft und Liebesfähigkeit in der liebenden Umarmung mit einem ebenso entfalteten Partner die Einheit mit Allem, Was Ist zu erfahren.

Ein wesentlicher Bestandteil der überlieferten Techniken widmet sich der unterschiedlichen Dynamik der männlichen und weiblichen Lust, verursacht durch eine völlig unterschiedliche hormonelle Steuerung. Während beim Mann die Testosterone eine schnelle und starke Erregung ermöglichen, mit einem ebenso schnell erreichbaren Höhepunkt, steuern die Östrogene bei der Frau eine viel langsamere Steigerung der körperlichen Lust, mit dem Potential, einen zeitlich lange ausgedehnten Höhepunkt zu erleben. Erst wenn der Mann lernt, sich dieser Dynamik anzupassen, das heißt, sein Feuer im Zaum zu halten, bis das der Frau die entsprechende Intensität entwickelt hat, kann es zur angestrebten, beglückenden Verschmelzung – der Vereinheitlichung der Energien kommen.

Die vereinheitlichende Wirkung der Tachyonen bringen mittels Passion Dew an genau diesem Punkt wert- und lustvolle Unterstützung, die nicht nur die tantrisch versierten Männer in den höchsten Tönen loben, sondern alle, denen der gemeinsame Aspekt einer liebenden Umarmung am Herzen liegt.

Auch wenn es jetzt als der „heiße" Tip in besagten tantrischen Kreisen gilt, stammt die Idee für das tachyonisierte Passion Dew aus den Nachfragen von Frauen im Klimakterium, wo es durch die Umstellung des gesamten Hormonhaushaltes, vor allem aber durch die Abnahme der Östrogenproduktion zu einem Austrocknen der Schleimhäute kommen kann. Das kann die liebende Vereinigung schmerzhaft bis unmöglich machen.

Mittlerweile findet PD auch in der Geburtshilfe ein wichtiges Einsatzfeld. Eine befreundete Hebamme und Tachyon Practitioner Trainerin berichtete mir über den unterstützenden Effekt von Passion Dew für die Eröffnungsphase des Muttermundes und für die Dehnbarkeit der Geburtswege. Durch ihre Arbeit mit tachyonisierten Werkzeugen und den Fertigkeiten, die der Quality-Of-One-Prozeß bei ihr freigelegt hat, konnte sie schon vielen Gebärenden zur einer balancierten und relativ kurzen Geburt verhelfen, darunter auch meiner Frau mit der Geburt unseres Sohnes Jona.

Tachyonisiertes Haar-Tonikum

Eine ganz besondere Mischung von ausgesuchten, kraftvollen Nährstoffen in Kombination mit Tachyon macht dieses Haartonikum zu einem potenten Hilfsmittel für alle Formen von Haarausfall. Es dringt in die Follikel ein und ernährt das Haar von der Wurzel aus. So ist es möglich, daß bestimmte Formen von Haarausfall in einer Zeit von 6 – 8 Wochen gestoppt werden können. Hierzu zählen viele Fälle von Patienten mit Chemotherapie, die durch Tachyon ihre Haare behalten konnten. Vor allem Männer in ihren besten Jahren können mit regelmäßiger Anwendung von tachyonisiertem Haar-Tonikum die Auslichtung ihrer Haarpracht verhindern.

Aus der Praxis

Ein Freund und Practitioner-Trainer, dem die Zeit ein schütteres Haar auf sein edles Haupt zu zeichnen begonnen und vor allem die Region des höchsten Punktes am Kopf schon fast freigelegt hat, demonstriert seinen Kursteilnehmern die Wirksamkeit des Haartonikums, indem er vor jedem seinen Kopf neigt und einlädt, über den dichten, zarten Flaum zu streichen, der sich in den Monaten der regelmäßigen Anwendung von tachyonisiertem Haartonikum an eben dieser Stelle gebildet hat. Nebenbei schwört er Stein und Bein, daß nur wissenschaftliche Neugier für diesen Eigenversuch Pate gestanden hat und nicht etwa Eitelkeit, wie da und dort gemunkelt wird.

Nicht nur in den Fällen, in denen der Zahn der Zeit bereits zu nagen begonnen hat, entfaltet das Haartonikum seine Wirksamkeit. Regelmäßige Kuren über einen Zeitraum von mehreren Wochen pflegt auch gesundes Haar und wirkt Alterserscheinungen, wie Ergrauen und Verlust von Fülle und Spannkraft entgegen. Die tachyonisierten Moleküle werden in das Haar eingebaut und dort angereichert und verwandeln es in eine sanfte Antenne für Tachyon, die die SOEFs des Kopfes ununterbrochen mit ordnender Energie versorgen.

Vor der Meditation aufgesprüht und leicht einmassiert, aktiviert es das oberste Energiezentrum und erleichtert damit die natürliche Verbindung zu seinen höheren Ebenen. Es schafft einen klaren Kopf, erleichtert die Konzentration oder Kontemplation und befreit von zu engen Heiligenscheinen.

Weitere Anwendungen bieten sich auf langen Bahn- und Flugreisen an, bei Autofahrten, Computerarbeit, bei Spannungskopfschmerzen, natürlich bei trockenen oder fetten Haaren, zum Verwöhnen seiner Liebsten mit einer außergewöhnlichen Kopfmassage ...

Bitte beachten Sie, daß Haarausfall auch darauf hinweisen kann, daß in ihrem Stoffwechsel Störungen vorliegen, die weit schwerer sein können als Alterungsprozesse. In vielen Fällen spielt ein gestörter Darm mit mangelnder Verdauungsleistung eine wichtige Rolle. Allein durch die Einnahme von Mineralpräparaten kann da kaum sinnvoll geholfen werden. Suchen Sie in solchen Fällen Hilfestellung von qualifizierten Ärzten oder Heilpraktikern.

Tachyonisierte Hautpflegeprodukte

Die herausragende Besonderheit der tachyonisierten Haut-pflegeprodukte ist der verjüngende und belebende Effekt selbst auf Haut, auf die das Leben bereits seine Spuren von Reife und Erfahrung gezeichnet hat. Mit regelmäßiger Anwendung spiegelt das Außen wieder mehr und mehr die zeitlose Schönheit des inneren Wesens.

Für verschiedene Hauttypen und Bedarf gibt es vier un-terschiedliche Produkte. Allen gemeinsam ist die hervor-ragende Qualität der Ausgangsstoffe mit annähernd Le-bensmittelqualität, frei von Mineralölen und tierischen Pro-dukten. Absolut keine Tierversuche welcher Art auch im-mer stehen in Verbindung mit der Herstellung dieser au-ßergewöhnlichen Hautpflegeprodukte.

Tachyonisierte Ultra Pure Vitamin A Anti-Faltencreme

Vitamin A wurde als wesentlicher Wirkstoff für die Rück-bildung von Falten erkannt. Dabei spielt die regulierende Wirkung auf die Talgproduktion und den Flüssigkeitshaus-halt die ausschlaggebende Rolle. Die tachyonisierte UA-1-Creme setzt genau hier an. So hilft sie, die Haut straff und geschmeidig zu halten, die Talgproduktion zu balan-cieren und die rasche Regeneration der Haut anzuregen. Einmal dünn aufgetragen, versorgt sie den ganzen Tag die Haut mit balancierender Tachyon-Energie. Derartig ge-stärkte SOEFs sind auch in der Lage, äußere Störeinflüs-se leichter zu balancieren und damit die Schutzfunktion der Haut selbst bei starker Beanspruchung aufrechtzuer-halten.

Tachyonisierte Ultra Pure Vit A Creme kann auch als Basis für Make Up verwendet werden.

Tachyonisierte Ultra Pure Vit E Feuchtigkeitscreme

Diese Creme ist entwickelt worden, um die Schutzfunktion der Haut noch mehr zu unterstützen. Auf der einen Seite gelingt dies durch die feuchtigkeitsregulierenden, rein pflanzlichen Wirkstoffe dieser Creme, die tief im Gewebe ihre verjüngenden Effekte entfaltet, andererseits durch Vitamin E, das mit seiner antioxidativen Wirkung eine wichtige Rolle beim Entschärfen von freien Radikalen spielt. Freie Radikale sind hochaggressive chemische Verbindungen, die hauptsächlich bei der Verarbeitung von Sauerstoff, in der Haut aber auch durch die Einwirkung von UV-Strahlung aus der Sonne entstehen. Werden solche Radikale nicht rechtzeitig abgefangen, setzen sie die Umgebung in Brand und stürzen so die betroffenen Zellen und Gewebe ins Chaos und erhöhten die Neigung zur Bildung von Krebs. So bietet die Anwendung von UE-1 Creme auf vielen Ebenen gleichzeitig eine potente Hilfestellung für die Haut, damit sie ihre Aufgabe selbst in schwierigen Situationen aufrecht erhalten kann.

Hintergrundwissen: Hautfunktion

Eine wesentliche Funktion der Haut ist die Ausscheidung von Giftstoffen, weshalb sie auch in der naturheilkundlichen Tradition als die 3. Niere bezeichnet wird. Eine große Gruppe von Ausleitungstherapien für Giftstoffe benutzt den Weg über die Haut und erzielt damit gute Erfolge, selbst bei schwer zugänglichen chronischen Erkrankungen.

Den umgekehrten Weg geht ein großer Teil der kosmetischen Industrie, die das Hauptaugenmerk ihrer Entwicklungen darauf konzentriert, die sichtbaren Folgen der Giftausscheidung, vor allem im Bereich von Hals und Gesicht zu bekämpfen, indem sie mit ihren Produkten die Giftpassage verhindert. Die simpelste Methode besteht darin, mit fetthaltigen Substanzen die Poren der Haut zuzukleistern, was zwar ein geschmeidiges Gefühl ergibt und die Idee von Schutz und Pflege vortäuscht, auf der anderen Seite aber wie ein Deckel wirkt, der die Haut hermetisch abschließt. Daraufhin sucht sich der Organismus eine andere Austrittspforte oder lagert die Giftstoffe in tieferen Gewebeschichten ab. Durch die Anwendung sämtlicher in diesem Kapitel vorgestellten tachyonisierten Hautmittel kann es nun durch die Optimierung der Hautfunktionen und der Öffnung der Ausscheidungswege zu verstärkter Entgiftung kommen mit kurzzeitiger Pickelbildung oder unreiner Haut. Begrüßen Sie diese wiedergewonnene Fähigkeit ihrer Haut sich zu reinigen und unterdrücken Sie diesen Prozeß auf keinen Fall.

Die folgenden beiden Hautpflegeprodukte können Sie bei stärkeren Reaktionen ihrer Haut verwenden.

Tachyonisiertes Retinyl Gel

Das tachyonisierte Retinyl Gel wird schnell von der Haut aufgenommen und unterstützt die Regulation der Feuchtigkeit. Es ist so zusammengesetzt, daß es auch bei sehr empfindlicher Haut gut vertragen wird.

Tach-o-vera-Gel

Weltweit gilt der Extrakt aus der Aloe vera Pflanze als das bedeutendste natürliche Heil- und Pflegemittel für die Haut. Tach-o-Vera ist 98,8 Prozent reines Aloe Vera, das dieses Heilmittel der Superlative in fast ursprünglicher Form zur Verfügung stellt. Zusätzlich tachyonisiert findet es Einsatz bei nahezu allen Störungen der Haut, wie Sonnenbrand, Ausschlag, Juckreiz, Bluterguß, Prellung, bei leichten Verbrennungen, Insektenbissen und -stichen, Akne, Furunkel, rissiger Haut, empfindlichen und entzündeten Brustwarzen beim Stillen, nach der Rasur, u.v.m. Tach-o-Vera sollte deshalb in keinem Erste Hilfe- oder Urlaubskoffer fehlen.

Produkte zur inneren Anwendung

Mit der Aufnahme tachyonisierter Mineralien, Vitamine, Kräuter und anderer Nährstoffe und deren Einbau in unseren Körper beginnt ein neues, faszinierendes Kapitel für Heilung und Entwicklung! Wir sind jetzt imstande, Tachyonantennen direkt in spezifische Organe und Gewebe einzuschleusen, die vor Ort die entsprechenden SOEFs ununterbrochen energetisieren, und damit den gewünschten Heilungs- bzw. Balancierungseffekt bewirken. Die Organe werden nach und nach selbst zur Antenne für die verjüngende, harmonisierende Energie der Tachyonen. Gegenüber den nicht tachyonisierten Ausgangsstoffen haben die im Folgenden vorgestellten Produkte eine vielfach höhere biologische Wirksamkeit, was geringe Einnahmemengen erfordert. Dem/der Anwender/in von Testverfahren mit Pendel, Wünschelrute, Einhandrute, kinesiologischem Muskeltest, lege ich dringend das Kapitel über *„Meßbarkeit der Tachyonen"* ans Herz und an den Verstand!

Überdosierung von Tachyon-Energie ist, wie in den theoretischen Hintergründen dieses Buches ausgeführt, nicht möglich. Um jedoch eine anmutige und für den gesamten Organismus friedliche *Entgiftung* zu erleben, sollten die Einnahmeempfehlungen, entstanden aus dem Erfahrungsschatz Tausender Anwender, eingehalten werden. Der langsame Weg führt meist schneller zum Ziel.

Zu den tachyonisierten Produkten für innere Anwendungen zählen: Tach-O-Splash, Silica Gel, Blaugrüne Algen

Tachyonisiertes Silica Gel – TSG – (Kieselsäure)

Kieselsäure (Silizium Dioxid, kolloidaler Bergkristall) ist das häufigste Mineral in der Erdkruste. Seine Aufgabe in allen Lebensformen auf diesem Planeten ist verknüpft mit der Bildung und Erhaltung von Stabilität und Form. Im menschlichen Körper finden wir es überall da in besonderer Konzentration, wo Festigkeit (Knochen, Knorpel, Bänder), Elastizität (Haut, Schleimhäute, Organhüllen) und Form (Bindegewebe, Wundheilung) gefragt sind.

Die Kieselsäure, die für den Tachyonisierungsprozeß verwendet wird, ist von höchster Qualität und zusätzlich in tachyonisiertem Wasser gelöst. Dies macht sie zu einem machtvollen Werkzeug. Vier Jahre lang war dieses Produkt ausschließlich über professionelle Heilkundige zu erhalten, erst 1996 wurde es für den öffentlichen Verkauf freigegeben.

Aus folgenden Gründen ist die Dosierung von *2mal 1–2 Tropfen täglich* unbedingt einzuhalten:

Die tachyonisierten Kieselsäure-Moleküle werden in die dichtesten und dementsprechend langsamsten Strukturen unseres Körpers eingebaut. Da nur wenig Stoffwechsel stattfindet, kommt es hier zu einem Anhäufen dieser hochwirksamen Tachyonantennen. Gerade in diesen Gewebeschichten finden wir aber die aggressivsten Giftstoffe, die der Körper nicht ausscheiden konnte und die hier in einer Art Zwischenlager deponiert sind.

Die Tachyonen stärken die Ladung der SOEFs, die daraufhin sofort mit dem Aufräumen beginnen und diese Gifte ausscheiden. Nach der Faustregel: „Je stärker das Tachyonenfeld, um so intensiver die Heilreaktionen und die daraus resultierende Entgiftung!" kann tachyonisiertes Silica Gel (TSG), bei zu hoher Dosierung, Entgiftungsreaktionen verursachen, die als unangenehm empfunden werden. Dieser Prozeß dauert so lange, bis die entsprechenden Giftlager (Herde) entsorgt sind und ist durch Verringern der Dosierung kaum beeinflußbar.

Andererseits führt das allmähliche Einlagern der tachyonisierten Kieselsäure dazu, daß der gesamte Körper mehr und mehr fähig wird, selbst Tachyonenergie anzuziehen, was zu einer steten Erhöhung seiner Schwingungsrate führt. Klinische Beobachtungen legen außerdem den Schluß nahe, daß wir mit „ ... tachyonisiertem Kieselgel das Mittel der Wahl gegen Osteoporose zur Verfügung haben!" (Dr. Gabriel Cousens).

Aus der Praxis

Nach einem heftigen Unfall lag ein Freund im Operationssaal. Der Oberarmknochen mußte durchgesägt werden, was nach dem ersten Anlauf nicht gelingen wollte, da die Knochensäge zu stumpf dafür war. Wütend verlangte der Chirurg nach einer neuen Säge, mit dem selben Ergebnis: der Knochen blieb von der Säge nur leicht angekratzt. Erst mit einer speziellen Knochensäge konnte der ansonsten sehr einfache und schnelle Eingriff durchgeführt und nach 7 Stunden erfolgreich abgeschlossen werden.

Die röntgenologische Abklärung dieses Phänomens zeigte keinerlei Hinweis auf irgendwelche krankhaften Veränderungen in den Knochen dieses Patienten. Die Chirurgen standen vor einem Rätsel. Was sie nicht wußten war, daß dieser Mann über zwei Jahre hinweg regelmäßig 2 mal 2 Tropfen tachyonisiertes Silica Gel eingenommen hatte, was die kristalline Struktur der Knochen so optimal hatte wachsen lassen, daß mit einer Säge, die geeicht war auf die Härte eines „normalen" Menschenknochens, nichts auszurichten war. Ein wunderbares Beispiel dafür, daß eine optimale, balancierte Form zu einer ebenso optimalen Funktion führt – im Falle eines Knochens zu großer Härte bei „normaler" Masse.

Mit dem Wissen um die entgiftende Wirkung von tachyonisierter Kieselsäure vor allem im Bereich tiefer körperlicher Strukturen ist es nochmals klarer, warum die Standarddosierung eingehalten werden soll (siehe *Entgiftung*). Ärzte und Heilpraktiker, denen besondere Hilfsmittel zur Unterstützung von Entgiftungsreaktionen zur Verfügung stehen, und für die der heilende Aspekt im Vordergrund steht, verwenden tachyonisiertes Silica Gel auch in höherer Dosierung für alle schweren Krankheitsformen, die mit Degeneration und Verlust funktionierenden Gewebes einhergeht. Im Vordergrund stehen dabei die Wundheilung bei akuten Verletzungen, Knochenbrüchen, Bänderriß, Operationen, weiters alle Formen von Wirbelsäulenerkrankungen, für die Osteoporosevorsorge, alle Systemerkrankungen wie, rheumatischer Formenkreis, Krebs, Multiple Sklerose, degenerative Erkrankungen, Allergien.

Die Wachstum optimierende Wirkung von TSG macht dessen Einnahme bei Schwangerschaft, für Säuglinge, Kinder und Jugendliche gleichermaßen sinnvoll. Die empfohlene Dosierung entspricht auch bei Kindern die der Erwachsenen, da vermehrt Kieselsäure für den Aufbau benötigt wird, und weil mit keiner nennenswerten Entgiftungsreaktion durch eingelagerte Langzeitgifte gerechnet werden muß.

Alles in allem ist TSG gedacht als Hilfsmittel zum allmählichen Aufbau einer starken, gesunden Basis, zur Verwandlung unseres physischen Körpers in einen Supraleiter für den widerstandsfreien Fluß großer Mengen an universeller Lebensenergie. Diese Wirkung entfaltet sich durch eine konstante Einnahme niedriger Dosierungen über einen Zeitraum von mehreren Jahren: Eine Alters„ohne"-sorge, die sich wirklich lohnt!

Ähnliches gilt auch für den Einsatz von TSG bei Tieren. Zu regelmäßigen Anwendern zählen neben Rennpferden und kranken Kühen auch viele Hunde und Katzen. Deren meistens gut erhaltene Verbindung mit der Quelle führt bei Anwendung von Tachyon-Energie ganz allgemein zu erstaunlich schnellen Heilerfolgen.

Aus der Tierpraxis

Ein völlig abgemagertes Kaninchen wurde in die Ordination einer Tierärztin gebracht, die kurz davor das erste Mal mit tachyonisierten Produkten in Berührung gekommen war. Dieses Kaninchen hatte mehrere Tage lang nichts mehr gefressen. Alle Frischkost hatte es abgelehnt, nur den Verputz an den Wänden abgenagt und an Tapeten geknabbert. Einer plötzlichen Idee nachgebend, und weil es das einzige tachyonisierte Werkzeug in ihren Händen war, verabreichte die Tierärztin ihrem kleinen Patienten 1 Tropfen TSG – sonst nichts. Eine halbe Stunde später ging das Telefon und ein glücklicher Kaninchenhalter berichtete, daß das Kaninchen gerade dabei war, sämtliche Gemüsevorräte zu verspeisen.

Angeregt von dieser Geschichte wiederholte sich ein solches Phänomen mit dem Hund einer Kursteilnehmerin in Köln, der seit der einmaligen Verabreichung von TSG frißt wie ein Scheunendrescher, das heißt, seinen vollen Appetit wiedererlangt hat.

Eine Frau aus Bielefeld rief mich an, um nach Anwendungsmöglichkeiten von Tachyon-Energie bei ihrem kranken Pferd nachzufragen. Als die Sprache auf TSG kommt, erzählt sie ganz begeistert, daß dieses Produkt bereits in Verwendung stünde. Ihre Begeisterung galt aber der Wirkung von TSG bei ihrem Mann. Nach 30 Jahren Tätigkeit als Schmied war er seit fünf Jahren aufgrund andauernder starker Rückenschmerzen arbeitsunfähig. Nach der Devise: „Was meinem Pferd nutzt, das kann mir nicht schaden!", nahm er täglich 2mal 2 Tropfen TSG ein und war nach einer Woche völlig beschwerdefrei!

Tach-O-Splash: Tachyonisiertes kosm(et)isches Wasser

Dieses speziell für Europa hergestellte Präparat ist in erster Linie für den äußerlichen Gebrauch gedacht und empfohlen. Es handelt sich dabei um hochgereinigtes, destilliertes Wasser, das tachyonisiert wurde. In diesem Kapitel werde ich zwar an späterer Stelle auf den empfohlenen Verwendungszweck näher eingehen, das Hauptaugenmerk wird aber in einer Anwendungsweise liegen, die in Amerika, mit dem dort erhältlichen „Tachyonized Water" (übersetzt: tachyonisiertes Wasser) üblich ist und mit großem Erfolg angewendet wird.

Hintergrundwissen: Wasser

Die elementare Bedeutung von Wasser in biologischen Systemen ist vielseitig erforscht und dokumentiert. Wir bestehen zu knapp 75 Prozent aus diesem Stoff und die meisten Analogien für Lebendigkeit und Energiefluß selbst beziehen sich auf dieses Element. Hier greife ich aus den Forschungen den Aspekt heraus, der Mangels eines geeigneten Modells bis jetzt nicht die Beachtung erlangt hat, die ihm meines Erachtens zusteht. Eingebettet in unser Konzept der SOEFs und des Energetischen Kontinuums, erlauben folgende Erkenntnisse einen wesentlichen Einblick in die Brisanz der Thematik „Lebendiges Wasser".

Wasser besteht aus einem Sauerstoffatom, das mit zwei Wasserstoffatomen verbunden ist. Zufuhr von kohäranter Energie aus kosmischer Strahlung (in den Wolken), Erdstrahlung (im Grundwasser), Verwirbelungen (in einem natürlichen Bachlauf), stärkt die Ladung des Wassers, welche die Spannung der Bindungswinkel der beiden Wasserstoffatome steigern. Ähnlich wie eine Batterie, kann so das Wassermolekül Lebensenergie direkt speichern und transportieren. Eine entsprechende Ladung der SOEFs und damit des Moleküls ist unbedingt nötig, um die meisten

Enzymreaktionen im Stoffwechsel des Menschen zu unterstützen bzw. erst zu aktivieren, und ist ein Schlüsselaspekt für die Wirksamkeit von Wasser in biologischen Systemen überhaupt.

Durch diskohärente, technische Frequenzen wie Eisenleitungen, chemische Aufbereitung, Verschmutzungen, Elektrosmog werden die hochkomplexen lebenden SOEFs entladen und können dadurch die Spannung im Wasser nicht halten, was nicht nur fehlerhafte und unvollständige Reaktionen im Stoffwechsel bewirkt. Dieses unterladene Wasser entzieht zusätzlich – ähnlich wie *Elektrosmog* – unseren eigenen SOEFs ordnende Energie, indem es sich auf Kosten dieser kohärenten Felder selbst wieder auflädt. So verlieren wir Lebensenergie durch Aufnahme entladenen Wassers in unseren Körper, aber auch durch äußeren Kontakt beim Duschen und vor allem beim Baden.

Das Maß für die Ladung der SOEFs, die Lebendigkeit von Wasser, wird als bioenergetisches Potential bezeichnet. Die folgenden Werte wurden ermittelt:

- 70 –120 Prozent bei Leitungswasser aus Los Angeles,
- 200 – 300 Prozent bei anerkannten Heilwässern,
- 20.000 Prozent bei im Tachyonfeld maximal aufgeladenem Wasser (siehe Silica Disc),
- 1.558.000 Prozent bei tachyonisiertem Wasser.

Dieser Wert drückt gleichsam die Fähigkeit von Wasser aus, mittels hochenergetischer SOEFs und der dazugehörigen molekularen Struktur Energie zu vermitteln, um in einem Lebewesen biologische Abläufe zu unterstützen.

Bei der immens hohen Aktivität von tachyonisiertem Wasser, das ca. 5000mal aktiver ist als die potentesten Heilwässer dieses Planeten, ist klar, daß die empfohlene Einnahmemenge in Amerika (was natürlich für überall gilt) nicht höher angesetzt ist als 3mal 5 – 15 Tropfen pro Tag.

Dabei wird es direkt unter die Zunge getropft, der Kontakt mit der Pipette mit dem Mund vermieden, und für etwa 1 Minute im Mundraum gehalten. Diese Menge reicht erfahrungsgemäß bei den meisten Menschen für eine Balancierung des gesamten Energiefeldes aus und läßt auch keine unangenehmen *Entgiftungsreaktionen* erwarten.

Die phantastischen Resultate auf den gesamten Stoffwechsel und Energiehaushalt sind mit unserem Modell der SOEFs sofort nachvollziehbar. Überall im Körper, wo die tachyonisierten Wassermoleküle hingelangen, findet sofort die Aufladung der entsprechenden SOEFs statt, die den dazugehörigen Stoffwechsel optimieren. Dies passiert in jeder (!) Zelle, bei jedem Stoffwechselschritt unseres Körpers. Von der innersten Hirnzelle bis zur äußersten, aktiven Hautzelle. Auf dem Weg dieses Wassers durch unseren Organismus, der etwa 20 Minuten dauert, wird aufgeräumt, geordnet und angeregt. Das Resultat ist die Steigerung des Energieniveaus des gesamten Körpers, eine Verbesserung der Ausdauer und eine allumfassende Balancierung und Energetisierung des gesamten feinstofflichen Steuerfeldes = SOEFs. Als ununterbrochene Antenne für Tachyonen verlieren die tachyonisierten Wassermoleküle nie mehr ihre Ordnung vermittelnde Potenz. Sei dies nun nach dem Verlassen unseres Körpers im städtischen Klärwerk, im Fluß, im Regen, auf den Feldern und in den Pflanzen, im Fischorganismus, im Magen des Anglers, oder wo auch immer. Überall vermitteln sie höchste Ordnung entsprechend des kosmischen Bauplans.

Die auf der folgenden Seite abgebildeten Kirlianfotos dokumentieren nochmals eindrücklich die energetisierende und gleichzeitig balancierende Wirkung tachyonisierten Wassers auf das gesamte Energiesystem des Menschen, wie es sich in der Ausstrahlung der Hände darstellt. Die oberen Fotos zeigen den Zustand vor der Einnahme von 10 Tropfen Tach-O-Splash, die Aufnahmen mit dem kompakten und harmonisch strahlenden Energiekranz, den Zustand zehn Minuten nach der Einnahme. Zusätzlich wurde dem Probanden noch ein Vortex Pendant umgehängt, dessen Wirkweise in einem späteren Kapitel (siehe S. 134) ausführlich beschrieben wird. Die Bilder wurden

Kirlianaufnahmen
– mit und ohne Tachyon-Energie –

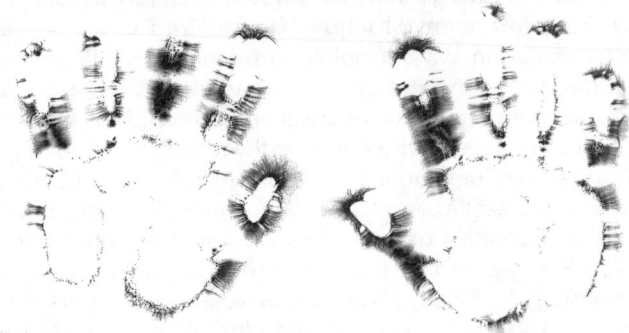

Ohne Einnahme von Tachyon

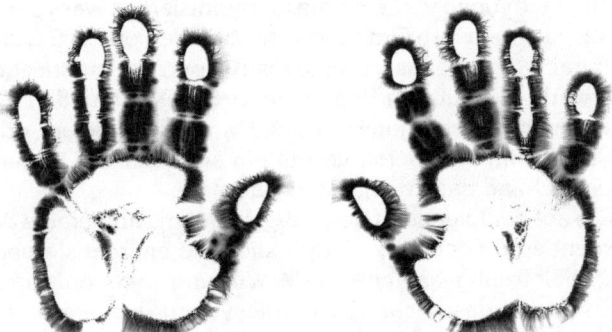

Nach der Einnahme von Tachyon

Die Kirlianfotos von Dr. Thomas Hansen zeigen ein Hand-paar vor dem Kontakt mit Tachyon (oben) und nach der Ein-nahme von 10 Tropfen „Tach-O-Splash" und dem Tragen eines „Vortx Pendant" (unten) – (Abbildungen mit freundli-cher Genehmigung von Dr. Hansen und HaRa Hopf (Hände).

mir freundlicherweise von Dr. Hansen zur Verfügung gestellt.

Forschungen am lebenden Blut mit Hilfe der Dunkelfeldmikroskopie (siehe Abbildungen auf der folgenden Seite) bestätigen die außergewöhnliche Effektivität von tachyonisiertem Wasser für die rasche Normalisierung selbst hochgradiger Störungen. Sowohl die Fließeigenschaften des Blutes, als auch die Elastizität der roten Blutkörperchen verbessern sich derart, daß schon einige Minuten nach der Einnahme von 10 Tropfen tachyonisierten Wassers bei den untersuchten Patienten keine Geldrollenbildung mehr nachzuweisen war (als „Geldrollen" bezeichnet man miteinander verklebte und verklumpte rote Blutkörperchen), was eine deutlich verminderte Fähigkeit bedeutet, Sauerstoff zu transportieren und das Risiko von verstopften Gefäßen (Schlaganfall, Herzinfarkt, Durchblutungsstörungen) anzeigt. Zusätzlich konnte eine Verdoppelung ihrer Lebensdauer dokumentiert werden.

Anwendungsmöglichkeiten

Für den in Amerika empfohlenen Gebrauch von hochgereinigtem, destilliertem und dann tachyonisiertem Wasser gilt die regelmäßige Einnahme in einer Dosierung von 3mal 5 – 15 Tropfen pro Tag. Das führt Ihren gesamten Organismus sanft und schnell in immer balanciertere Zustände. Das bedeutet mehr Energie, Ausdauer, Gesundheit und Wohlbefinden. Diese Dosis steigert sich für Entgiftungskuren, oder wenn eine Erkältung oder Grippe im Anzug ist. Im letzteren Fall kann solch ein Gläschen „Klares" das Immunsystem derartig stärken, daß es mit der Krankheit, ohne Symptome im Außen zu entwickeln, fertig wird. In der Regel ist es allerdings günstiger, im Falle von Krankheiten nicht die empfohlene Dosis zu erhöhen, sondern besser den Abstand der Einnahmen zu verkürzen, auf zum Beispiel 5 – 10mal 10 Tropfen pro Tag.

Dunkelfeldstudie
an menschlichem Blut

Probe 1
vor der Einnahme von
Tach-O-Splash

Probe 2
15 Min. nach Einnahme von
10 Tr. Tach-O-Splash

Übersichtsaufnahme
Diese beiden Aufnahmen wurden
direkt nach Probenentnahme
gefertigt. Die hochgradige
Verklumpung roter Blutzellen in
der linken Probe hat sich in Probe
2 vollkommen aufgelöst.

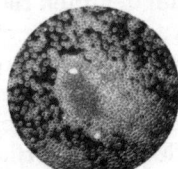
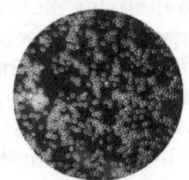

Detail 1
Direkt nach der Probenentnahme.
Achten Sie auf die Struktur der
Zelloberfläche als Hinweis auf die
Lebendigkeit und Geschmeidig-
keit der roten Blutkörperchen
(RBK)

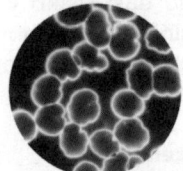
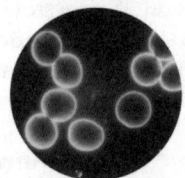

Detail 2
4 Stunden nach der
Probenentnahme.
Links sind alle RBK überaltert und
funktionsgestört, während die mit
Tachyon behandelten Zellen sich
noch immer voll funktionsfähig
zeigen.

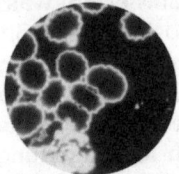
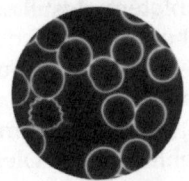

Detail 3
8 Stunden nach der
Probenentnahme. Jetzt sind links
alle RBK zerstört. Die nach
Tachyongabe balancierten Zellen
leben noch immer und zeigen erst
jetzt erste Hinweise auf
beginnenden Abbau.

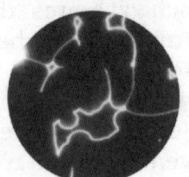
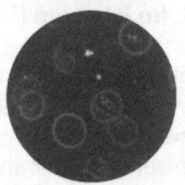

Ein „Regel-Fall"

Eine befreundete Schauspielerin aus Berlin war kurz vor einem Auftritt für ihr Ein-Frau-Kabarett gezeichnet von üblen Beschwerden, die jede ihrer Monatsblutungen schon seit Jahren begleitet hatten. Aschgrau im Gesicht und von Krämpfen schmerzverzerrt war sie wütend und verzweifelt, daß dies gerade jetzt sein mußte. Wie eine alte Frau ging sie gebeugt und jammernd durch das Zimmer. Eine halbe Stunde vor dem Auftritt hatten wir keine Zeit mehr für eine Behandlung.

Als sie kurz darauf auf die Bühne hopste und eine großartige Show hinlegte, fragte ich mich schon, wie sie mit der Symptomatik von vorhin so spielen könne. Eine ganze Stunde lang hielt sie das Publikum in Atem und Begeisterung.

Nach dem Auftritt kam sie zu mir mit einem Fläschchen Tach-O-Splash in der Hand, das sie Tags zuvor aus purer Neugierde bei mir gekauft hatte, als ich ihr von Tachyonen erzählte. In ihrer Not hatte sie „ ... mehrere Pipetten voll eingepfiffen und nach fünf Minuten war der Spuk vorbei. Nicht nur keine Schmerzen hatte ich, ich war total gut drauf und geladen, wie noch nie! Ey, was für ein Zeug! Puhh!"

So wie es uns Menschen stärkt und balanciert, hilft tachyonisiertes Wasser auch den Tieren. Ebenfalls direkt unter die Zunge oder ins Futter gemischt, erhöht es nach und nach das Energieniveau, was sich in gesteigerter Vitalität, Ausgeglichenheit und Gesundheit zeigt.

So wie es Menschen und Tiere stärkt und balanciert, hilft tachyonisiertes Wasser auch den Pflanzen. In meinem eigenen Haushalt werden die Pflanzen – und derer gibt es viele – nur zu den Wassertagen (Mondkalender) gegossen. Nach der Gießaktion werden die Kannen wieder mit Wasser aufgefüllt und mit einer Pipette Tach-O-Splash versehen. In den 7 – 10 Tagen in denen das Wasser jetzt steht, hat es Zeit, sich aufzuladen, da die tachyonisierten Wassermoleküle ununterbrochen Tachyonen anziehen und die SOEFs im Gießwasser laden. Eine derartige Fütterung beantworten unsere Pflanzen mit üppigem Grün, Wachstum und Zufriedenheit und der Schaffung eines wunderbaren Raumklimas.

Zusätzlich kann man natürlich auch Silica Discs verwenden oder TLC-Bars, um das Wasser zu laden. Mit dem Tach-O-Splash gelangen aber auch Tachyonantennen in die Pflanze und verwandeln diese selbst in Antennen für Tachyonen. Besonders Schnittblumen sind dankbar für ein paar Tropfen Tach-O-Splash in die Vase, genauso, wie frisch umgetopfte Pflanzen dadurch bei ihrer Einbürgerung in den neuen Mutterboden unterstützt werden.

Das in Amerika hochgereinigte, destillierte und danach tachyonisierte Wasser, das in Deutschland als Tach-O-Splash verkauft wird, kann noch für viele weitere Zwecke angewandt werden. Nach der Rasur, zum Aufpeppen von Hautpflegemitteln, in Raumsprays zum Klären und Energetisieren der SOEFs im Raum, im Badewasser ... Der Kreativität der Anwender sind keine Grenzen gesetzt.

Tach-O-Splash ist in zwei unterschiedlichen Flaschengrößen erhältlich. Es empfiehlt sich, für die tägliche Anwendung die kleinen Flaschen zu verwenden und die große als Nachschubquelle im Kühlschrank zu verwahren. Sollten sich Trübungen im tachyonisierten Wasser zeigen, was auch nach langer Lagerung sehr selten ist, können Sie es immer noch z. B. für ihre Pflanzen verwenden.

Tachyonisierte Klamath-Lake-Alge (TKLA) – Aphanizomenon Flos Aquae

Durch eine Gemeinschaftsproduktion von David Wagner und Dr. Gabriel Cousens stehen uns seit Ende 1997 tachyonisierte blaugrüne Algen aus dem Klamath Lake, einem See in Oregon, zur Verfügung. Dr. Cousens hat seit 1982 die Wirkungen dieser Algen als Nahrungs- und Heilmittel für den Menschen erforscht und ist zu faszinierenden Erkenntnissen gelangt.

Als Ergebnis seiner Untersuchungen bezeichnet er die Klamath-Lake-Alge (KLA) „... bei nahezu unbegrenzter Lagerfähigkeit, als das kostengünstigste, nahrhafteste, vollwertigste, ökologischste Lebensmittel dieses Planeten." Um dem Leser eine Idee zu vermitteln, was Dr. Cousens zu solch einer Feststellung veranlaßt und was dies gleichzeitig für unsere Gesundheit und Evolution bedeuten kann, werde ich im Folgenden einige der „Highlights" dieser Nahrung der Superlative zusammenfassen.

Wichtige Vorbemerkung

All die zahlreichen Inhaltsstoffe der KLA gewinnen zusätzlich mit dem Prozeß des Tachyonisierens an phantastischen Möglichkeiten, auf unseren Organismus einzuwirken. Eingebaut in beinahe jede Zelle aller Organe, Drüsen und Gewebe, verwandeln sie den Körper selbst in eine Antenne für die verjüngende, balancierende und heilende Energie der Tachyonen. Damit findet eine ununterbrochene Energetisierung der SOEFs statt, mit denen die tachyonisierten Bau- und Wirkstoffe der TKLA in Berührung sind. Eine neue Ära im Einsatz von Tachyonenenergie für Heilung und Entwicklung hat somit begonnen.

Allgemeines über Algen

Algen sind die ersten Lebewesen auf dieser Erde (seit ca. 3,5 Milliarden Jahren). Sie sorgen durch ihre Photosyntheseleistung für ca. *90 Prozent der Sauerstoffproduktion* auf unserem Planeten. Algen sind die Grundbausteine aller Lebensformen, mit denen sie folgende Merkmale teilen:

- mit der **Pflanzenwelt** die Erfindung des Chlorophylls und der Photosynthese = Erzeugung von Energie aus Sonnenlicht,
- mit der **Tier- und Menschenwelt** die Zellwände aus Protein (nicht Zellulose, wie die Pflanzen) und
- mit den **Bakterien** die genetischen Informationen (in der gesamten Zelle verteilt, nicht nur im Zellkern, wie bei den Pflanzen, Tieren und Menschen). Das ermöglicht rascheste Anpassung an überlebenswichtige Veränderungen.

Die tachyonisierten blaugrünen Algen entstammen einem der letzten alkalischen Seen dieser Erde, dem Klamath-Lake.

Hintergrundwissen: Klamath-Lake

Vor 7000 Jahren wurde dieser See durch Vulkanausbrüche gebildet. In den Cascade Mountains gelegen, in einer Seehöhe von 1000 m und einer Ausdehnung von etwa 250 Quadratkilometern, ist er ein Teil des Crater Lake Nationalparks in Oregon/USA, mit einer Vielzahl an außergewöhnlichen Eigenschaften:

- 300 Sonnentage pro Jahr
- Tausende Quellen kristallklaren Wassers
- 17 Ströme und Flüsse aus vulkanischen Bergen
- 10 Meter dicke Vulkanasche am Grund (Nahrungsangebot 60mal so viel, wie für das einfache Überleben des Sees nötig wäre)
- Einer der letzten Seen dieses Planeten mit alkalischem Milieu (wie das Blut des Menschen)
- Naturreservat, d. h. kaum Zivilisation (Menschen und Industrie: Abwässer, Luftverschmutzung ...)

Alles in allem ein Platz mit hochgeladenen SOEFs und fast ungestörtem Energetischen Kontinuum! Die Menge der Algen, die zur Ernte zur Verfügung stehen, ist unglaublich!

118

Hier finden wir genug, um die gesamte Menschheit täglich mit 1 – 2 g zu versorgen (Tagesdosis der nichttachyonisierten Algen).

Das Gleichgewicht würde dabei nicht gestört werden. Je mehr Algen entnommen werden, um so mehr wachsen nach (bei fast unerschöpflichem Nahrungsangebot!). Geerntet werden die Aphanis im Sommer zur Blüte – mit feinen Sieben – getrocknet bei niedrigen Temperaturen (was ein Höchstmaß an hochkomplexen SOEFs = Lebendigkeit bewahrt, angezeigt durch intakte Enzyme und Vitamine).

Das Nahrungsmittel der Superlative im Detail

Proteine (Eiweiß) und Aminosäuren: Unser Körper kann diese Proteine zu 95 Prozent für sich nutzen. Tierische Proteine werden dagegen nur zu etwa 14 Prozent der zugeführten Masse verwertet. Anders als bei Algen- und Pflanzenproteinen, müssen hochkomplexe, tierische, Eiweißstrukturen erst einmal unter viel Energieaufwand zerkleinert werden, um für den Körperaufbau zur Verfügung zu stehen. Das ist, wie ein bereits fertig gebautes Haus (= tierischer Körper) erst abreißen und alle Ziegel einzeln wieder putzen zu müssen, um ein neues Haus (= menschlicher Körper) daraus aufzubauen. Die in TKLA vorliegenden Eiweißbausteine sind in Art, Menge und Zusammensetzung optimal für die *sofortige, energiesparende Weiterverarbeitung* im menschlichen Körper geeignet, sind also ideale Baustoffe.

Proteine und Aminosäuren werden überall im Körper benötigt, v. a. zum Aufbau von größeren Proteinen, Hormonen, Enzymen, Überträgersubstanzen im Nervensystem (reibungslose Hirnfunktionen: Konzentration, Gedächtnis, Intuition) ... *In einem Gramm TKLA finden wir die unglaubliche Menge von 300 Millionen Aminosäuren.*

Omega-3 und Omega-6 Fettsäuren: Unverzichtbar zum Aufbau aller Zellmembranen und wichtiger Hormone

(z. B. Sexualhormone) und zum ungestörten Ablauf der Gehirntätigkeit.

Gamma Linolensäure (GLA): zweithöchste Konzentration (nach Muttermilch!) wichtig für Wachstum, Haarwuchs, entzündungshemmend.

Vitamine: TKLA enthält alle Vitamine (außer Vitamin D, das in der Haut durch Sonneneinstrahlung gebildet wird) in überragender Konzentration und Mischung, wie zum Beispiel:
- Beta-Carotine (17 verschiedene Arten!) als Strahlenschutz, Tumorschutz, Radikalfänger
- Vitamin B-12 in höchster Konzentration aller bisher bekannten Lebensmittel (7mal mehr als Spirulina, das selber schon über 250 Prozent mehr hat, als eine gleich schwere Leber!). 1 g TKLA deckt den gesamten Tagesbedarf an B-12! Hurra für alle Veganer!

Mineralstoffe und Spurenelemente: 92 (!) Mineralstoffe in für unseren Körper bestens verfügbarer Form. Besondere Konzentrationen an Magnesium und Eisen, Selen, Germanium, Titan, Vanadium u .v. m.

2000 Enzyme: Enzyme sind zum Teil hochkomplexe Substanzen, die Informationen aus den feineren Bereichen unseres Energiefeldes in die physische Ebene übersetzen und damit die meistens ebenso komplexen Stoffwechselschritte im Körper erst ermöglichen: Von der Verdauung der Nährstoffe, über die Gewinnung und Anwendung von Energie, bis zu den komplexen Aktionen unseres Nervensystems, wie Denken, Erinnern und Wollen. Der Enzymgehalt von Lebensmitteln ist gleichzusetzen mit der Menge an hochkomplexen, energiereichen SOEFs = „Lebendigkeit", die sie in unseren Organismus einbringen. Durch Erhitzen über 40 Grad Celsius ebenso, wie durch Bestrahlung und chemische Keulen, werden die hochorganisierten SOEFs zerstört und die meisten Enzyme gehen kaputt. Ein Grund mehr, alle Bauern zu unterstützen, die uns mit Nahrungsmitteln versorgen, die in einer natürlichen, dem Energetischen Kontinuum gemäßen Weise angebaut sind, frei von Herbiziden und Pestiziden, genetischer Manipulation und radioaktiver Bestrahlung.

Besondere, in TKLA entdeckte Substanzen

- *Phycocyanin:* wird nur in Mikroalgen erzeugt! Stimuliert die Stammzellen im Knochenmark zur Bildung von weißen und roten Blutzellen, d. h. stärkt die Immunleistung und Energieversorgung. Dramatische Verbesserungen des Zustandes bei strahlenkranken Kindern um Tschernobyl, wirkt Sonnenbrand entgegen.
- *Glycogen:* Fertigzucker in Speicherform – ohne Leberleistung direkt verfügbar.
- *Rhamnose:* einzigartiger, biologisch wirksamer Zucker, ist verantwortlich für den Transport wichtiger Nährstoffe durch die Blut-Hirn-Schranke.
- *Mucopolysaccharide:* wichtig zum Aufbau von Zellmembranen.

Wissenschaftlich dokumentierte und die Heilung unterstützende Wirkungen von TKLA bei

Unterzuckerung, Diabetes, chron. Ermüdungssyndrom, Anämie, Geschwüren, Leberentzündung, Krebs, Immunschwäche, Viruserkrankungen, Strahlenkrankheit ...

Spezielle Wirkung der TKLA auf unser Nervensystem

Neben allen vorher genannten Bestandteilen und Eigenschaften der TKLA, tritt ein Wirkspektrum besonders für die Menschen in den Vordergrund, deren Anliegen es ist, sich spirituell zu entwickeln, ihr Bewußtsein aus den eigenen vier Wänden hinaus zu erheben, um Einheit zu erleben mit Allem, Was Ist. Mit eben dieser Absicht ist das vorliegende Buch entstanden und darin liegt die Bedeutung der Anwendung von Tachyonenergie überhaupt begründet. Die Erfahrung der Einheit setzt ein Gefäß voraus, das den Fluß der universellen Lebensenergie anmutig aufnehmen und weiterleiten kann. Auf der physischen Ebene ist dieses Gefäß unser Nervensystem, das allerdings untrennbar eingebettet und vernetzt ist mit der Gesamtheit unseres Körpers. Die hohe Konzentration an Neuropeptiden, den Grundbausteinen für die Bildung von Überträgersubstanzen für die Nervenaktivität, machen die TKLA zum wohl außergewöhnlichsten Bewußtseins- und Hirntonikum, das heute zur Verfügung steht.

Die Forschungen von Dr. Cousens weisen auf die spezielle Wirkung auf *Hypophyse, Epiphyse und Hypothalamus* hin. Diese drei Zentren regeln und koordinieren das vegetative Nervensystem, Immun- und Drüsensystem und haben Verbindung zu den höheren spirituellen Zentren. Die hier ins Drüsengewebe integrierten tachyonisierten Baustoffe verwandeln nach und nach das gesamte Organ in eine Antenne für Tachyonen. Das energetisiert dauerhaft die SOEFs und ermöglicht so einen harmonisch koordinierten Stoffwechsel in der Chefetage aller Hormondrüsen, der Immuntruppen und des gesamten vegetativen Nervensystems. Der Körper funktioniert so mehr und mehr in optimaler Balance. Damit erklären sich auch folgende Beobachtungen von Menschen, die regelmäßig die Bluegreen-Algen aus dem Klamath-Lake einnehmen:

• gesteigerte mentale Wachsamkeit,
• besseres Kurz- und Langzeitgedächtnis,
• gesteigerte Kreativität,
• verstärktes Visualisierungsvermögen,
• erhöhtes Wohlgefühl und Zentriertsein,
• vertiefte Meditation.

Entsprechende Resultate konnten bei Menschen mit Erkrankungen im Nervensystem, wie Depressionen, Autismus, Alzheimer'sche Krankheit beobachtet werden. Hier liegen Berichte vor von Dr. Cousens über den Stop des Verfalles und teilweise Umkehr der Beschwerdebilder.

Ganz allgemein häufen sich die Erfahrungsberichte von

122

Menschen, die regelmäßig tachyonisierte Klamath-Lake-Algen einnehmen. Da mir die Auswahl schwer fiel, habe ich mich entschieden, die Linie dieses Handbuches ein wenig zu beugen und mehr wissenschaftlichen Hintergrund und Forschungen zum Thema TKLA zu präsentieren. Fern von Schwärmerei, aber voller Begeisterung lege ich diese Informationen allen Menschen ans Herz, an den Stoffwechsel und vor allem ans Nervensystem, in der Hoffnung, daß viele einen ebenso großen Nutzen aus der Einnahme von TKLA ziehen können, wie ich selbst und viele meiner Freunde und Patienten.

Einnahmeempfehlungen

Um den größtmöglichen Erfolg mit der Einnahme der TKLA zu erzielen, empfehle ich nach meiner Erfahrung:

• Am besten morgens *nüchtern* bzw. 20 Minuten vor dem Mittagessen in etwas Wasser und Saft, im Schüttelbecher oder mit einem Mixer gut gemischt trinken. Durch den Energie mobilisierenden Effekt kann es bei Einnahme am Abend zu Einschlafschwierigkeiten kommen.

• Durch das Tachyonisieren steigert sich die biologische Wirksamkeit der Bluegreen Algen, was eine empfohlene *Tagesdosis von 1/4 bis 1/2 TL* (0,25 – 0,50 g) ergibt. Bitte beachten Sie, daß die optimale Dosis individuell unterschiedlich ist. Am besten, Sie experimentieren über einen längeren Zeitraum mit jeweils einer bestimmten Menge.

• Für Entgiftungskuren die Dosierung erhöhen.

• Täglich mindestens 1,5 – 2 Liter Wasser trinken.

Hinweise

Wie in der Einleitung zum Kapitel bereits erwähnt, ist eine Überdosierung bei diesem Lebensmittel nicht möglich. Beachten Sie aber verstärkte Entgiftungsreaktionen oder Überaktivitäten Ihres Körper-Geist-Systems und reduzieren Sie gegebenenfalls vorübergehend die Dosis! Für das Immunsystem vieler Menschen besteht mit der Zufuhr von

TKLA das erste Mal seit langem wieder die Chance, mit voller Aktivität zu fahren und aufzuräumen. Forschungen mit der nichttachyonisierten KLA haben gezeigt, daß innerhalb von 20 Minuten nach Einnahme der Algen die Aktivität der T-Killerzellen um ca. 60 Prozent ansteigt. Dies zeigt eine enorme Leistungssteigerung der „Bodentruppen" unseres Immunsystems, die unter anderem zuständig sind für das Ausheben feindlicher Bakteriennester im Körper (= Herde). Ich wähle ganz bewußt eine militärische Sprache, um den kriegsähnlichen Aufräumungsarbeiten, die dabei erlebt werden können, gerecht zu werden. Siehe dazu auch Kapitel: *Entgiftung* (Seite 147).

Aus den eben genannten Gründen ist es ratsam, bei stark geschwächten und/oder chronisch kranken Erwachsenen anfangs geringer zu dosieren, auch, um den Körper langsam an das erhöhte Energiequantum zu gewöhnen!

Abschließend noch ein Detail, das die viel diskutierte Frage nach dem Preis tachyonisierter Materialien bereichern soll (wer deren Wirkung kennen und schätzen gelernt hat, um den hohen technischen Aufwand ihrer Produktion weiß und genügend Einblick in die Motivation der Betreiber gewonnen hat, stellt diese Frage ohnehin nicht mehr): Der Preis der Tagesdosierung liegt bei den TKLA niedriger als bei den herkömmlichen Blaugrünen Algenpräparaten! Möglich wurde das einerseits durch das ausgezeichnete Einvernehmen von Dr. Cousens mit den Betreiberfirmen am Klamath-Lake, die den Wert seiner Forschungsarbeit für die KLA mit günstigen Einkaufspreisen belohnen, andererseits durch die ständige Weiterentwicklung des Tachyonisierungsprozesses mit niedrigeren Kosten durch z. B. verbesserte Geräteüberwachung, und schließlich durch eine verdoppelte biologische Aktivität der TKLA aufgrund der Tachyonwirkung, was ein Halbieren der Dosis ermöglicht. Das alles, verbunden mit dem Entschluß, die tachyonisierten Hilfsmittel der Menschheit so kostengünstig wie nur möglich zur Verfügung zu stellen, machen dieses wirtschaftliche „Wunder" möglich.

Tachyonisierte Klamath-Lake-Algen gibt es in der 113g-
(Menge für 7 Monate) und in der 21g- (Menge für etwa
6 Wochen) Dose.

*Bei einer Einnahme von 0,5 g (= 2 mal 1/4 Teelöf-
fel) „Tachyonisierte Klamath-Lake-Alge" pro Tag,
reicht eine 113g-Dose über 7 Monate!*

Tachyonisierte Spezialprodukte

Diese Werkzeuge sind von David Wagner geschaffen worden, um den Menschen bei ihrer Transformation potente Hilfsmittel in die Hand zu legen, die einen kraftvollen, anmutigen und leichten Prozeß aktivieren und unterstützen.

Von den vier vorgestellten Spezialwerkzeugen sind der Tachyon Cocoon und die Sun Spots im freien Handel erhältlich, TLC-Bars und der Vortex Pendant erfordern für ihren sinnvollen Einsatz ein Hintergrundwissen, das auf entsprechenden Seminaren vermittelt wird.

Die Spezialprodukte sind:
- Tachyon Cocoon
- Vortex Pendant
- TLC-Bars
- Sun Spots

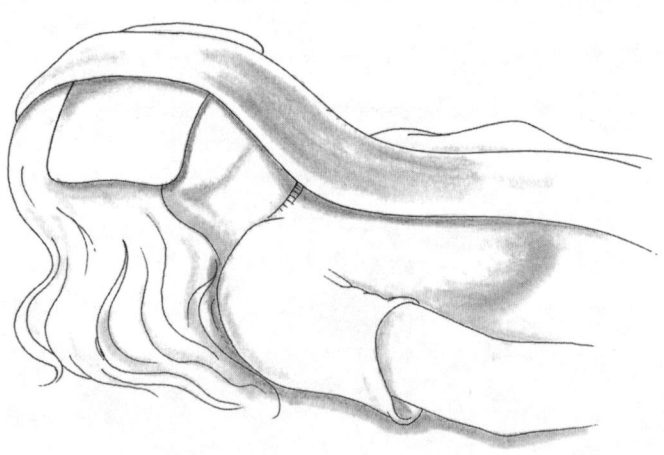

Tachyon Cocoon

Der Tachyon Cocoon wurde von David Wagner entwickelt, um den Transformationsprozeß der Menschen zu unterstützen und zu beschleunigen.

Die Wirksamkeit dieses außergewöhnlichen Instrumentes liegt in einer Kombination tachyonisierter Werkzeuge begründet, die den Anwender in ein starkes dreidimensionales Tachyonfeld hüllen (Kokon) und gleichzeitig einen gerichteten Fluß universeller Lebensenergie bewirken, in dem sich die Energiezentren zurück in ihre natürliche Vertikalität ausrichten können.

Durch regelmäßige Anwendung können Blockaden in allen Schichten unseres Seins nach und nach sanft abgebaut, der emotionale, mentale und physische Körper wieder in Einklang mit dem spirituellen Körper gebracht und damit eine Harmonisierung und Energetisierung auf allen Ebenen unseres Seins erreicht werden.

Bestandteile des Tachyon Cocoons

Die 1. Komponente besteht aus zwei Streifen eines tachyonisierten Gürtels aus Aero-Siliziumfasern, – wie bei der Schlafdecke, dem Life Padd und dem Vitalizer II – der für das starke 3-D-Tachyonfeld verantwortlich ist. Diese beiden Streifen werden mittels Velcroverschluß zusammengefügt und längs der Mittelachse um den Körper herum gelegt.

So ergibt sich ein Tachyonfeld, das Wirbelsäule, Kopf, Brust, Bauch und Becken – und damit alle Hauptenergiezentren als Gesamtes einschließt.

Die 2. Komponente ist ein tachyonisiertes Augenkissen, dessen Wirksamkeit im entsprechenden Abschnitt der Produktbesprechung (siehe Seite 80) erläutert wird.

Die 3. Komponente besteht aus vier tachyonisierten Silica Discs. Zwei davon werden in mitgelieferten Fußsäckchen so angebracht, daß die Schrift, und damit das Tachyonfeld, von den Füßen weg weist, auf den anderen beiden liegt jeweils eine Hand, wobei das Tachyonfeld hier durch die Hand weist.

Die empfohlenen 20 Minuten täglich im Cocoon sind für viele Menschen ein integraler Bestandteil ihres Alltags geworden. Welche immense Bedeutung diese einfache Maßnahme noch hat, wird im Folgenden klar:

Hintergrundwissen: Regeneration und Streß

Alle lebenden Prozesse laufen in Rhythmen bzw. Zyklen ab. So erleben wir Schlaf- und Wachrhythmen, Ein- und Ausatmung, Herzschlag. Wir kennen den rhythmischen Wechsel bei der Hormonproduktion, bei Auf- und Abbau im Körper, bei der Dominanz der Hirnhemisphären, bei der zyklischer Aktivierung von Verdauungsleistungen und Organfunktionen. Ausgehend von Forschungen des amerikanischen Militärs, verschiedenster Biologen, Endokrinologen, Genforschern, Arbeitspsychologen und Neurologen wurde ein fundamentaler Rhythmus entdeckt, der – kodiert und gesteuert von der DNS – allen höherentwikkelten Lebensformen gemeinsam ist: Der Wechsel von Aktivität und Wiederaufbau. Nach 90 bis 120 Minuten Aktivität benötigt ein Organismus die Zeit von ca. 20 Minuten Pause, um sich wieder zu regenerieren.

In dieser Zeit werden z. B. Überträgersubstanzen in den Nervenzellen, Enzyme und Hormone wieder aufgebaut, die während der Aktivität aufgebraucht worden waren, Stoffwechselabfälle werden ausgeschieden und alles unternommen, was nötig ist, um die nächsten zwei Stunden reibungslos funktionieren zu lassen. Aufgrund der Fähigkeit von uns Menschen, die Signale zu ignorieren, die uns der Körper gibt, wenn es Zeit zum Wiederaufbau ist, können wir massive Probleme in unserem Organismus provozieren. Bekannt als „Streßsyndrom" entwickelt sich ein typisches Störungsmuster, wenn wir die Aktivitätsphase regelmäßig auf Kosten des Wiederaufbaues überziehen.

Oben genannte Wissenschaftler haben vier Stufen dieses Musters beschrieben:

1. Stufe: Die Konzentration läßt nach, Gähnen, Müdigkeit, Lustlosigkeit. Damit zeigt der Körper den Wunsch nach einer Regenerationspause. Die Speicher sind leer und wollen wieder gefüllt sein. Findet die Pause nicht statt, muß, als

2.Stufe, der Körper auf ein Notprogramm zurückgreifen, das seine Reserven mobilisiert und das gedacht ist, um in lebensbedrohlichen Situationen für Kampf und Flucht gerüstet zu sein. In dieser Phase übernehmen Streßhormone das Ruder. Damit kann man oft besser weitermachen, da plötzlich mehr Energie zur Verfügung steht, als vorher. Das wiegt in Sicherheit – die Müdigkeit ist weg – führt aber unweigerlich in die

3. Stufe. Falls keine Pause eingelegt wird, muß der Körper noch tiefer in die Energietasche greifen, um diesem „Dauerstreß" gewachsen zu bleiben. Er mobilisiert auf dieser Ebene einen Nervenstoffwechsel, der für den Extremfall gedacht ist. Dazu gehören Endorphine und Neurotransmitter, die zu Höchstleistungen fähig machen. Erlebt wird das als Kick, der alle emotionalen Widerstände beseitigt, ein Gefühl von „unbesiegbar" und „grenzenlos fähig" vorgaukelt und der regelrecht süchtig macht. Ein „Workaholic" ist abhängig von diesem körpereigenen Rauschmittel, das mit der Drogenfamilie des Opiums (Morphium, Heroin) verwandt ist. In diesem High passieren aber Fehleinschätzungen, Unfälle, Streitsucht usw. als Folgen von entleerten Energiespeichern und einer verfälschten Wahrnehmung der Wirklichkeit. Diese Phase kann der Körper nur kurz aufrechterhalten. In der folgenden

4.Stufe stürzt das System nach und nach ab, was zu Ausfallserscheinungen verschiedenster Art führt: Konzentrationsverlust, chronische Müdigkeit, Magengeschwüre, Herz- Kreislaufstörungen, Schwindel, Unfälle aufgrund unkoordinierter Bewegungsmuster, Depression, Selbstwertverlust ... Um sich vor dieser Phase zu schützen, greifen viele zu Aufputschmitteln, seien es legale, wie Kaffee, oder illegale und intensivieren damit das Fortschreiten der

4. Phase und den sicheren Verfall von Leistungsfähigkeit und Gesundheit.

Anwendungshinweise

Die Lösung für dieses so weit verbreitete Störungsbild: 20 Minuten Pause nach einer Aktivitätszeit von 90 – 120 Minuten. Pause heißt, alle Viere von sich zu strecken und nichts zu tun. Erst dann springt das genetisch gesteuerte Wiederaufbauprogramm an. Ich berücksichtige diesen Zyklus schon längere Zeit und konnte durch die Anwendung des Tachyon Cocoon eine deutliche Erleichterung und Intensivierung des Regenerationsprozesses erleben.

Bei normaler Beanspruchung durch die Arbeit reicht ein 20minütiger Cocoonritt pro Tag. Für Zeiten intensiver Konzentration und Arbeit über mehrere Tage empfehle ich die Einhaltung des 120 zu 20 Rhythmus, um die höchste Leistungsfähigkeit auch über längere Perioden zu erhalten.

Ich habe die Vision eines Ruheraumes in jedem Büro und Einkaufszentrum, in jeder Fabrik und Praxis, wo die Angestellten und Chefs die vom Körper geforderten 20 Minuten Pausen im Cocoon verbringen und damit die allgemeine Leistungsfähigkeit und die Stimmung angehoben und gleichzeitig Fehler aufgrund gestörter Konzentration vermieden werden. Ich sehe in diesen Einrichtungen Menschen in balanciertem Miteinander, ohne Streß und Raubbau an den eigenen Ressourcen und mit Spaß und Motivation ihre Arbeit (= Lebenszeit) verbringen.

Neben den vielen Anwendern, die seine segensreichen Wirkungen für sich selbst bereits nutzen, verwenden immer mehr Heiler und Therapeuten den Cocoon zur Unterstützung ihrer Patienten/Klienten. Sei es nun vor einer Behandlung bzw. Sitzung, um eine Öffnung für feine und tiefe Arbeit zu erreichen, sei es im Anschluß einer aufwühlenden, bewegenden Arbeit, um ein schnelles und vollständiges Integrieren zu erleichtern. Wie auch immer, der Einsatz des Tachyon Cocoons wird von den Beteiligten als Bereicherung ihrer Arbeit/Erfahrung erlebt.

Erlebnisberichte

Die Erlebnisberichte von Cocoonreisenden sind so unterschiedlich, wie zahlreich. Von der einfach angenehmen Entspannung, bis zur ausgewachsenen Astralreise mit außerkörperlicher Erfahrung, von faszinierenden Heilungen (Migräne, Depression, Brustkrebs ...) bis zu tiefen spirituellen Erfahrungen von Licht, Einheit und grenzenlosem Glück, reicht ein unglaubliches Spektrum an Erfahrungsschätzen! Um meine Freude und Wertschätzung für dieses exzellente Hilfsmittel auszudrücken, habe ich mich für einen Text entschieden, der die Erfahrung einer befreundeten Künstlerin im Cocoon in gedichteter Form darstellt:

Cocoon
Eintauchen in Stille
Nach Hause kommen zu sich selbst
Geborgen sein –
In endlos weitem, leeren Raum
Sich fühlen, wie eine Oktavschwingung im unendlichen
Raum –
Gleichmäßig, beständig, absolut stimmig
In ihrer reinen, kosmischen Frequenz
Den Raum der Stille spüren, in welchem alles schwingt.
Kinderlachen, Bienensummen, Blumenblühen
So warm, so lieblich,
wie ein durchsonnter Nachmittag auf einer Blumenwiese
so kühl und erfrischend,
wie eine Kristallgrotte in den Bergen.
(C. R.)

Wichtiger Hinweis zum Cocoon

Von einer therapeutischen Arbeit während der Zeit im Cocoon rate ich ab. Die großangelegten Balancierungsprozesse, die die SOEFs organisieren wollen, sollten durch nichts im Außen gestört werden, auch wenn es sehr verlockend erscheint, die Offenheit des Cocoonreisenden für

131

eigene therapeutische Absichten zu nutzen. Auch der Einsatz von Musik kann heute wunderbar und das nächste Mal unerträglich sein. Selbst innerhalb einer Sitzung kann die Akzeptanz für bestimmte Musik mehrmals wechseln. Wenn Musik, empfehle ich sanfte Klänge ohne Konturen und ohne Gesang, die melodisch gleichförmig dahinplätschern.

Zum besseren Verständnis der umfangreichen Wirkungen des Tachyon Cocoons weise ich noch einmal auf folgende Themenbereiche hin, die in verschiedenen Kapiteln dieses Buches als Hintergrundwissen dargestellt werden und auch die Erfahrungen im Cocoon betreffen: Vertikalität, Hemisphärensynchronisation, Sonnenlicht und Drüsenstimulation, Entgiftung.

Vortex Pendant

Der Vortex Pendant ist ein Anhänger, bestehend aus einem speziell geschnittenen lupenreinen Quarzkristall und einer Tachyonzelle. Um seine Bedeutung für die spirituelle Entfaltung und Transformation eines Menschen erfassen zu können, werde ich das Modell der „VERTIKALITÄT" vorstellen. Nach diesem universellen Grundmuster bildet, erhält und entwickelt jedes lebendige Energiesystem dieses Universums seine Existenzform – mit einer Ausnahme: Der Mensch! Mit dem Geschenk des FREIEN WILLENS war es uns Menschen möglich, ein horizontales Energiesystem zu erschaffen, das uns von der Quelle trennt und somit Ausgangspunkt vielschichtiger Störungen darstellt. Das Wiedererlangen des vertikalen Energieflusses ist die Voraussetzung für ein bewußtes Leben in Einheit mit sich selbst, seinen Mitmenschen, der Natur, mit Allem was Ist. VERTIKALITÄT ist der Schlüssel in ein vielfach prophezeites Goldenes Zeitalter, indem der Mensch seinen Platz im Universum erkennt und seine göttliche Natur bis in die physische Form hinein manifestiert.

Vertikalität – der Schlüssel zur Einheit

Alle Energiesysteme, außer beim Menschen, sind vertikal mit der Quelle verbunden. Auf diesem Weg sind sie eingebunden in den unerschöpflichen Fluß universeller Lebensenergie, was wir an anderer Stelle als Energetisches Kontinuum bezeichnet haben. Am Beispiel eines Baumes soll der vertikale Energiefluß aufgezeichnet werden: Über die Krone tritt Energie ein, läuft durch den Stamm und weiter durch die Wurzeln in den Boden. In elliptischen Schleifen steigt ein Teil dieser Energie unterhalb der Wurzeln außen wieder nach oben, wo sie über der Krone wieder in den vertikalen Fluß aus der Quelle einmündet (ein längs durchgeschnittener Apfel zeigt dieses Energiemuster ebenfalls besonders schön). So ist der Baum verbunden sowohl mit Himmel und Erde, als auch über die elliptischen Rückflußschleifen mit seiner Umgebung. Diese Struktur finden wir bei allen Lebensformen als energetische Grundmatrix, die alles mit allem in Verbindung hält.

Das horizontale Energiesystem des Menschen

Das menschliche Energiesystem arbeitet, mit Ausnahme von Neugeborenen, sterbenden und erleuchteten Menschen, horizontal, weil wir von der Quelle getrennt wurden – vor langer Zeit schon. Viele Mythen und Theorien ranken sich um diese „Vertreibung aus dem Paradies", es spielt aber keine große Rolle, ob wir die genauen Gründe kennen. Es ist geschehen, das ist klar! Diese Loslösung von der Quelle bedeutete für unsere energetische Struktur das Zerstückeln des physischen, emotionalen und mentalen Körpers und deren Abspaltung vom spirituellen Körper. In der Folge haben wir uns erfahren als getrennt von uns selbst, den Mitmenschen, der Natur und von Gott. Seither suchen wir im Außen nach Sicherheit, Selbstwert und Liebe – nach der Rückbindung (lat. religio) in die Einheit, dem „verlorenen Paradies". Was wir im Außen aber finden, spiegelt nur den Zustand zerrütteter Energiefelder wider: Ein Massenbewußtsein, geprägt von Angst, Gewalt und Armut.

Von den sieben Hauptenergiezentren (sanskrit: Chakren) funktionieren in einem horizontalen Energiesystem nur das Scheitel- und Wurzelzentrum vertikal, d. h. nach oben und unten hin offen. Die übrigen fünf Chakren sind um 90 Grad in die Waagrechte gekippt. Wie ein Strahl weißen Lichtes durch ein Prisma in sieben Farben aufgebrochen wird, genauso spaltet sich das „Eine Bewußtsein" auf seinem Weg durch ein horizontales System in Bruchstücke, Teilaspekte auf. Dadurch erwachsen uns Probleme, die so alltäglich geworden sind, daß wir daran gewöhnt sind, sie wie heiße Kartoffeln von einer Hand in die andere zu jonglieren, uns und andere hin und wieder daran zu verbrennen und uns der Hoffnung hinzugeben, daß sie sich irgendwann einmal abkühlen. In einem horizontal ausgerichteten Energiesystem existiert kaum die Möglichkeit, sie hier und jetzt ein für allemal loszuwerden, um unsere Hände für andere Aufgaben nutzen zu können. Viele große Lehrer und Meister der Menschheit haben entlang dieses Problems Systeme entwickelt, das ihre Nachfolger und Schüler dazu bringen sollte, die heißen Kartoffeln zu erkennen und abzukühlen oder fallen zu lassen. Hier die beiden größten Probleme, die wir mit einem horizontalen Energiesystem erleben:

Problem Nr. 1: Der horizontale Energiefluß erlaubt zur gleichen Zeit nur entweder G*eben* oder N*ehmen*, bzw. *Senden* oder *Empfangen*. So wurden viele von uns auf „Geben" erzogen, das „Empfangen" kommt meistens zu kurz und erzeugt ein Ungleichgewicht in uns selbst und mit anderen. Egal auf welcher der beiden Seiten wir uns aber aufhalten, immer erleben wir uns als getrennt vom anderen.

Problem Nr. 2: Die Aufmerksamkeit kann nicht auf mehr als zwei dieser Energiezentren gleichzeitig gerichtet werden. Diese bestimmen dann den Ausschnitt aus dem großen Ganzen, der zu unserer bewußten Wirklichkeit wird. Die übrigen Zentren rücken in den Schatten und bestimmen von hier aus unser Erleben mit. Ein fragmentiertes Energiefeld führt zu einem fragmentierten Bewußtsein, das die Welt wahrnimmt als Ort des Mangels, der Isolation, der Gefahr. Alle Maßnahmen, sich schützen zu wollen, führen nur noch tiefer in die Isolation und in das Getrenntsein von der Quelle.

Das vertikale Energiesystem

Im Gegensatz dazu stehen in einem vertikal verbundenen Energiesystem alle sieben Hauptzentren nach oben und unten hin offen und gewährleisten so einen kontinuierlichen und ungebrochenen Durchfluß der universellen Lebensenergie durch alle Chakren bzw. Ebenen unseres Seins. Das führt in die Erfahrung von Eingebundensein zwischen Himmel und Erde, genährt und getragen zu werden, verbunden mit Allem, Was Ist. Gleichzeitig bedeutet dieser vertikale Energiefluß die Wiedervereinigung des physischen, emotionalen und mentalen Körpers mit dem spirituellen Körper zu einer Ganzheit: Alltag und Spiritualität verschmelzen zu einer gemeinsamen Spielwiese unseres Bewußtseins. Unsere Körper, genährt und geleitet von der Energie der unerschöpflichen Quelle, entwickeln sich zu ihrer höchsten Entfaltung mit den folgenden Erfahrungsräumen:

physischer Körper	Handlungsfähigkeit, Ekstase
emotionaler Körper	bedingungslose Liebe und Frieden
mentaler Körper	Klarheit des Geistes und Weisheit
spiritueller Körper	Erfahrung der Einheit mit Allem, Was Ist.

Diese Erfahrungsräume stellen für viele das Ziel ihres Weges dar, dabei sind sie erst der Beginn eines erfüllten und effektiven Lebens auf diesem Planeten.

Die Rolle des VORTEX PENDANT

Mit der Hilfe des Vortex Pendant ist es uns nun möglich, dauerhafte Vertikalität zu erlangen. Was einzelne bereits in Gipfelerfahrungen erleben konnten, oder in tiefer Meditation, ereignet sich durch dieses Werkzeug mehr und mehr in unserem alltäglichen Leben. Dem Zusammenfluß der

Essenzen aus dem Lebenswerk dreier genialen Geister verdanken wir die Existenz dieses Hilfsmittels: 1. David Wagner mit seiner Erfindung des Tachyonisierens und seinem Verständnis der Vertikalität, der auch den Vortex Pendant „erfunden" hat. 2. Marcel Vogel, einem Kristallurg bei IBM und seinen epochalen Entdeckungen zur Wirkung von Kristallen und 3. Drew Tousley, der mit seinem außergewöhnlichen Talent als Kristallschleifer David Wagners Ideen in physische Form umsetzen kann.

Das Resultat dieser Gemeinschaftsaktion ist ein Schmuckstück und Werkzeug zugleich, das ein spiralförmiges Energiefeld (Vortex) erzeugt, welches so stark ist, daß, innerhalb weniger Stunden nachdem man es sich umgehängt hat, alle horizontal gekippten Energiezentren in ihre natürliche, vertikale Ausrichtung zurückspringen und dort gehalten werden. Damit beginnt ein Prozeß, der in der vollbewußten Verkörperung unserer Göttlichkeit gipfelt. Diese Entwicklung läuft „eigendynamisch" ab und ist Resultat aus dem reinigenden und beschleunigenden Durchfluß der universellen Lebenskraft durch das vom Vortex Pendant vereinheitlichte Energiesystem.

Vorhandene Blockierungen und Persönlichkeitsstrukturen, die nicht die Essenz unseres Wesens zum Ausdruck bringen, werden „aufgescheucht" und damit ausscheidbar. Das bestimmt auch die Geschwindigkeit und Qualität der Neustrukturierung unseres Seins. Um diesen Prozeß anmutig und effektiv erleben zu können, als Führerschein für ein vertikales Energiesystem, hat David Wagner noch eine Hilfestellung ("Software") entwickelt:

QUALITY OF ONE™-Seminar

An nur drei Tagen wird, als *ein* Aspekt des Trainings, der bewußte Umgang mit dem vertikalen System und die bewußte Wiedereinbindung in die sichtbaren und unsichtbaren Energien, die uns umgeben und uns verbinden mit Allem, Was Ist, gelehrt.

Als *zweiter* Aspekt werden Techniken vermittelt, die den

umfangreichen Reinigungsprozeß (*Entgiftung*), der einsetzt, sobald der Mensch beginnt vertikal zu funktionieren, unterstützen. Alte Persönlichkeitsanteile und Blockaden auf der mentalen und emotionalen Ebene, sowie deren Verankerung im physischen Körper werden freigelegt und an die Oberfläche gespült, von wo aus sie endgültig aufgelöst und ausgeschieden werden können. Die horizontalen Energiespiele „Kämpfen", „Verteidigen", „Kontrollieren", „Verweigern" finden damit ein Ende und machen Platz für völlig neue Formen von nährendem und beglückendem Miteinander mit anderen Menschen und mit der gesamten Natur.

Je nach der Menge an stagnierten Energien, die man im Lauf der Entwicklung angesammelt hat, und je nach Fleiß, sie mit den angebotenen Techniken wieder in Fluß zu bringen, bzw. weitere zu vermeiden, dauert der Stabilisierungsprozeß der ersten Phase, *Level 1*, etwa 4 – 8 Monate. Danach bleibt das System meist vertikal, auch in schwierigen Situationen, in denen man sonst aus der Balance und zurück in die alten, eingeschliffenen Verhaltensmuster von Kampf und Schutz fallen würde.

Die nächste Stufe, *Level 2* bringt für alle, die weitergehen wollen, ein unterschiedlich geschliffener Vortex Pendant, der einen vielfach beschleunigten Durchfluß an universeller Lebenskraft durch das nun gereinigte System ermöglicht. Eine Frequenzsteigerung auf allen Ebenen unseres Seins ist die Folge. Dieser verstärkte Energiefluß hat zum Beispiel die heilerischen Möglichkeiten vieler Menschen unbeschreiblich bereichert und intensiviert.

Als nächsten evolutionären Schritt bietet der 9-tägige Quality of One *Level 3* ein reiches Erfahrungsfeld für das Vertiefen und Feiern der Vertikalität und der Einheit mit Allem, Was Ist. Eingebettet in einen Rahmen aus 7 Tage Saftfasten, Yoga und Körperarbeit, Tanz und Meditation eröffnet sich den Teilnehmern ein ungeahntes, ekstatisches Bewußtsein, ein süßes Verschmelzen mit der Existenz und ein Auftanken aller Ebenen des Seins im nährenden Fluß universeller Lebensenergie. Der Level 3 soll alle unterstützen, ihre Vertikalität mehr und mehr im Alltag zu verankern und damit Beispiel zu sein für ein ekstatisches Leben in Freude, Balance und Einheit mit Allem, Was Ist.

Die Lehrer des Quality of One™ erkennen und ehren die Einzigartigkeit eines jeden Menschen und seines Weges durch dieses Leben. Sie vermitteln keine neuen Dogmen oder starren Konzepte, sondern stellen einfach ein Werkzeug zur Transformation zur Verfügung, verbunden mit den Empfehlungen für dessen sinnvollsten Gebrauch. Sie erschaffen einen Raum, der die Vertikalität erfahrbar macht und lehren, wie diese anmutig in den individuellen Lebensweg eines jeden Seminarteilnehmers integriert werden kann.

So konnten schon Gärtner und Ärzte, Angestellte und Hausfrauen, Rabbiner und christliche Pfarrer, 20jährige und 84jährige, Physiker und Briefträger, Heiler und Musiker, Sportler und Pensionisten, Männer und Frauen der unterschiedlichsten Herkunft, Altersgruppen und Interessen in ein und demselben Seminar zusammenfinden, um dieses Geschenk an eine sich entwickelnde Menschheit in Empfang zu nehmen.

TLC-Bars

TLC-Bars sind tachyonisierte Quarzkristallquader mit der am intensivsten balancierenden Wirkung aller tachyonisierten Werkzeuge. Ihre Anwendung erfordert ein entsprechendes Wissen, das in den Tachyon Practitioner Trainings weltweit vermittelt wird. Hier Wissenswertes zu den TLC-Bars:

In hochspezialisierten Laboratorien werden diese Quarze gezüchtet, deren kleinere Geschwister in der Computerindustrie eine essentielle Rolle spielen. Die Dichte und Reinheit dieser Kristalle wird von keinem natürlich wachsenden Quarzkristall erreicht. Während letztere in ihren Nestern in der Erde ca. 60 Millionen Jahre brauchen, um die entsprechende Größe zu erreichen und den unterschiedlichsten Störeinflüssen unterliegen, wachsen TLC-Bars ungestört in den oben genannten Labors in einigen Wochen. Auch wenn die Bedingungen für das Wachstum künstlich geschaffen sind, die Resultate sind doch echte Quarzkristalle von höchster Qualität und Reinheit. Der explosionsartig steigende Bedarf an diesen Tachyonwerkzeugen rund um den Erdball würde außerdem zu einem intensiven Abbau von natürlichen Quarzen führen, den David Wagner als Kristallfreund nicht vertreten könnte.

TLC-Bars können ausschließlich Absolventen eines Practitioner Trainings erwerben und stehen außerhalb jeglichen geschäftlichen Zusammenhanges.

Um die faszinierende Effektivität dieser Werkzeuge verstehen zu können, sollten Sie mir nochmals in die Welt der Wissenschaft folgen, genauer gesagt in die Welt lebender Systeme und einer Gesetzmäßigkeit, die ihrem Entdecker den Nobelpreis eingebracht hat.

Hintergrundwissen: Evolution lebender Systeme

Ein Grundmerkmal eines jeden lebenden Systems ist seine Offenheit. Dies ist die Kernaussage des russischen Wissenschaftlers Ilija Prigogine, der Erkenntnisse der Biologie mit denen der Chaosforschung verband und damit tiefe Einblicke in die Geheimnisse des Lebens zu Tage förderte. Offenheit bedeutet ein unentwegtes Fließgleichgewicht von Energieaufnahme, deren Verarbeitung im System und Energieabgabe. Erst damit ist Evolution = Leben möglich. Ob es sich nun um einen Menschen und seinen Körper handelt, einen Termitenhaufen, Bakterienkulturen, eine Firma, ein Staatengefüge, die Biosphäre unserer Erde: Alle sich entwickelnden Systeme sind offen und andauernd darum bemüht, die Aufnahme, Verarbeitung und Abgabe von Energie im Gleichgewicht zu halten. Diese Dynamik an irgendeinem Punkt anzuhalten, ist gleichbedeutend mit der beginnenden Zerstörung bzw. dem Tod des entsprechenden Systems. Mit diesen Erkenntnissen

139

allein hätte Prigogine seine Wissenschaftskollegen wahrscheinlich nicht dazu bewegen können, ihm einen Nobelpreis, ihren wohl höchsten Orden, zu überreichen. Sein Verdienst war es, tief in die Dynamik dieses Fließgleichgewichtes vorzudringen, um für uns leicht nachvollziehbare Zusammenhänge ans Licht zu bringen, die unsere Vorstellungen davon, wie Leben funktioniert, von Grund auf revolutionieren können.

Die brennende Frage war, was genau passiert mit einem System, das aus seiner Balance fällt? Das mehr Reizen ausgesetzt ist, als es verarbeiten oder ausscheiden kann? Das mehr ausscheidet, als ihm zugeführt werden kann? Was hat sich das Leben ausgedacht, um in solchen Krisensituationen bestehen zu können? Wie genau funktioniert das Spiel von Chaos und Ordnung?

Das universelle Grundmuster, mit dem jedes System reagiert, nachdem es das Ungleichgewicht nicht mehr ausbalancieren kann, ist der vorübergehende Zerfall der bestehenden Ordnung ins Chaos. Prigogine nannte dies den *Bifurkationspunkt*, weil er entdeckte, daß zerfallene Systeme sich wieder organisieren, entweder in eine höhere oder in eine niedrigere Ordnung hinein. Nur diese zwei Wege stehen offen. Nach seinem damaligen Hintergrund als Chaosforscher war es ihm nicht möglich, eine Gesetzmäßigkeit zu erkennen, die darüber entscheidet, in welche Richtung das System sich bewegt, so nannte er es Zufall, was da passiert. Heute wissen wir mehr: Das *Attunement*, das Eingestimmtsein des Systems auf eine höhere Ordnung, entscheidet das Schicksal nach einer Bifurkation. In unserem Modell der SOEFs bedeutet dies: Ist das übergeordnete SOEF stark und in voller Funktion, zieht es das zerfallene System in die höhere Ordnung; ist es erschöpft und entladen, so bedeutet es für das System den weiteren Zerfall oder die Zerstörung. Ein praktisches Beispiel soll Klarheit über diese Vorgänge bringen:

Wieder einmal soll die Leber als Beispiel oben beschriebener Dynamik dienen. Aber denken Sie daran, daß ich ebensogut eine Familie, eine Firma, einen menschlichen Körper, ein Ökosystem, einen Bienenschwarm, eine Nation oder die gesamte Menschheit als ein System dafür einsetzen könnte.

Als lebendes System arbeitet unsere Leber offen, das heißt sie nimmt Stoffe auf, verarbeitet sie entsprechend ihrer Aufgabe und gibt die Resultate ihrer Arbeit weiter. Die erhöhte Zufuhr von z. B. Giftstoffen aus der Nahrung, wie Alkohol, Herbizide, Pestizide muß mit einem höheren Stoffwechselaufwand beantwortet werden. Ohne Störungen im übrigen Organismus zu verursachen, kann die Leber eine bestimmte Intensität dieser Gifte wegstecken, allerdings auf Kosten ihrer übrigen Kapazitäten. Ist die Grenze des Erträglichen erreicht, so zerfällt die Leber förmlich in einem Moment, der eben Bifurkation (Gabelungspunkt) genannt wird. Das organisierende Energiefeld, das durch die Frequenzen oben genannter Störquellen erschöpft wurde, konnte seine koordinierende Aufgabe nicht mehr erfüllen, keinen reibungslosen Stoffwechsel mehr aufrechterhalten und schließlich nicht einmal mehr den Zusammenhalt der Zellen auf dem Niveau einer natürlichen Funktion gewährleisten.

Ist der Zustand des Gesamtkörper-SOEFs schwach und entladen, organisiert das Leber-SOEF eine nun niedrigere Ordnung als vor der Bifurkation, zum Beispiel eine Fettleber, oder noch chaotischer: eine Leberzirrhose, oder Leberkrebs. Umgekehrt führt der Kontakt mit ordnender Tachyonenergie zur Stärkung sowohl des Leber-SOEFs, als auch der übergeordneten Ganzkörper-SOEFs, die sofort beginnen aufzuräumen, was wiederum in eine Bifurkation führt, nur diesmal springt das System in die andere Richtung, in eine höhere Ordnung. Auch wenn wir den Verlauf der Erkrankung als kontinuierlichen Prozeß erleben verläuft die innere Dynamik immer in Sprüngen! Und so verläuft jede Heilung – immer! Der Weg aus einer Krankheit in immer höhere Ordnungen von Gesundheit vollzieht sich über Chaos und Bifurkationen, über die bekannten Erstverschlimmerungen und Heilkrisen, die mit Prigogines Modell wissenschaftliche Erklärung und Bestätigung finden.

Wir verstehen nun mit aller Deutlichkeit die Rolle der Krise, des Zerfalles des alten Systems niedrigerer Ordnung als Vorbedingung für den Sprung in eine höhere Ordnung von Gesundheit. So, wie ich alte Kleidung erst ausziehen muß, bevor ich neue anziehe, so muß ich die alte Ordnung erst loslassen, bevor ich in die neue eintreten kann. Da führt in unserem gesamten bekannten Universum der Formen und Frequenzen kein Weg vorbei.

Aufgrund der extrem starken Antennenwirkung tachyonisierter Arbeitskristalle = TLC-Bars, ist es nun das erste Mal in der Geschichte der Heilkunst möglich, direkt und schnell tiefgreifende Bifurkationen zu produzieren. Zur Erinnerung: Nicht die Tachyonen bewirken die Bifurkation, sondern die durch das starke Tachyonfeld aktivierten SOEFs mit ihrem ausgezeichneten Attunement in die höchste aller möglichen Ordnung, die über Tachyon zur Verfügung steht. Damit dieser Prozeß für den Patienten/Klienten anmutig und schnell und ohne größere Krisen verlaufen kann, werden im *Tachyon Practitioner Training* Techniken vermittelt, die genau das gewährleisten. Ausgebildete Tachyon Practitioner sind in der Lage, die für den Sprung in eine höhere Ordnung nötige Bifurkation während der TLC-Anwendung herbeizuführen und zu begleiten, bis die höhere Ordnung, z. B. Schmerzfreiheit erreicht ist. TLC-Bars werden deshalb nur gemeinsam mit dem nötigen Wissen für deren effektiven Einsatz und der praktischen Erfahrung, wie man mit ihnen umgeht, an erfolgreiche Absolventen eines Practitioner Trainings abgegeben.

Sun Spots

Ein außergewöhnliches Werkzeug höchster Effektivität sind die Sun Spots. Gezüchtete tachyonisierte Quarzkristalle höchster Qualität werden von Drew Tousley derartig geschliffen, daß jeder einzelne ein spiralförmiges Energiefeld über eine Strecke von ca. 30 – 40 Meter trichterförmig streut. Damit entsteht der entgegengesetzte Effekt, wie bei den *Vortex Pendants*, die das Energiefeld wie einen Laserstrahl konzentrieren. Sie werden im Set zu vier Stück geliefert und sind dazu gedacht, die SOEFs großer Räume bzw. ganzer Häuser zu laden und damit eine Raumatmosphäre zu schaffen, die den Menschen, die darin arbeiten oder wohnen, die bestmögliche Balance ermöglicht. Sei es nun die Entstörung von Elektrosmog oder die Harmonisierung emotionaler Bewegungen und Muster, die die Menschen in eben diesen Räumlichkeiten um sich freisetzen.

Dementsprechend sind Sun Spots wunderbare Hilfsmittel in Gruppenräumen aller Art, Behandlungsräumen, Krankenhäusern, Heilpraxen, Besprechungszimmern, Verkaufs- und Verhandlungsräumen, energetisch stark beanspruchten Räumen, oder dort, wo Klarheit, Reinheit, Konzentration und Meditation unterstützt werden soll, wie Kirchen, Synagogen, Moscheen, Tempel, Ashrams, Klöster, Einsiedeleien ... Sie werden in den vier Raumecken am besten so aufgestellt, daß sich die abgegebenen Felder optimal überschneiden.

Sun Spots sind aufgrund ihrer zeitaufwendigen Herstellung wie seltene Kleinodien in der Tachyon Produktfamilie. Zur Zeit sind sie nur auf Tachyonseminaren erhältlich.

Weitere neue Produkte

Kurz vor Drucklegung sind dem kontinuierlichen Entwicklungsprozeß von Produkten einige neue tachyonisierte Hilfsmittel entsprungen, die ich im Folgenden – sozusagen in letzter Minute – noch kurz vorstellen möchte:

Augenmaske „De Luxe"

Eine luxuriöse Augenmaske aus dick gefütterter Baumwolle, die mit Ohrstöpseln geliefert wird, die gut abdichten, sich weich und angenehm anfühlen und in denen eine winzige Tachyonzelle für die Energetisierung der SOEFs von Mittelohr, Labyrinth, Innenohr und Teilen des Mittelhirnes sorgt. Eine Folge davon ist die Synchronisierung der Hemisphären und die Harmonisierung der Labyrithaktivitäten, was vor allem diejenigen schätzen werden, die unter Reisekrankheit (Schiff und Flugzeug), Schwindel und Orientierungsschwäche leiden. Doch auch ohne damit Schwierigkeiten zu haben, bietet die Kombination von tachyonisierter Augenmaske und Ohrstöpsel die ideale Begleitung auf Flug- oder Schiffsreisen, sie sorgt für schnelle Regeneration in den Pausen langer Autofahrten, erfreut den Beifahrer, oder sie hilft einfach beim Einschlafen. Zusätzlich bietet für Meditierende ein Täschchen Platz für zwei 30 mm Zellen in Höhe des Dritten Auges.

Telefonzellen, klein

In einer Gemeinschaftsentwicklung von ATT Amerika, Deutschland und Japan entstanden die neuen, winzigen Telefonzellchen in verschiedenen Farben und Formen. In den Sechserpackungen werden zusätzlich zwei Garnituren Doppelklebepunkte mitgeliefert, mit denen die Zellen am Rand des Handys befestigt werden können, am besten genau gegenüberliegend auf den beiden Längsseiten (eine auf Höhe der Antenne) und zwei an der oberen Breitseite, oder, wenn möglich, direkt am Akku. So ist es nun möglich, daß selbst kleine und gerundete Handys trotz Tachyonzellen noch in die Schutzhüllen und Halterungen passen.

Die Zellen können auch zur Entstörung von Quarzuhren und Hörgeräten, von Notebooks und Metallgestellen von Brillen verwendet werden, oder im Sinne von Feng Shui auf Spiegel und Fenster geklebt werden.

TIP: Kleben Sie zuerst den Doppelklebepunkt auf die gereinigte, fettfreie Stelle Ihrer Wahl, ziehen Sie dann die Schutzschicht ab und setzen darauf mit leichtem Druck die Telefonzelle. Einige Sekunden aufdrücken erwärmt den Kleber und ermöglicht eine intensivere Anhaftung.

Klebepunkte für tachyonisierte Glaszellen

Für Zellengrößen von 8, 15, 24 und 30 mm gibt es nun Doppelklebepunkte zum einfachen Aufkleben auf die gewünschten Körperstellen. Von der amerikanischen Regierung als hypoallergen eingestuft, vereinigen die Klebepunkte eine ausgezeichnete Hautverträglichkeit mit großer Anhaftung. Trotzdem sind sie leicht und schmerzfrei wieder abzunehmen – vor allem unter heißem Wasser – und auch von den Glaszellen rückstandsfrei wieder zu entfernen. Die Klebepunkte sind nur zum einmaligen Gebrauch gedacht und sollten, wegen verminderter Klebeleistung, nach dem Abnehmen nicht noch einmal verwendet werden. So können Zellen mehrere Tage aufgeklebt bleiben. Beim Duschen kein heißes Wasser über die Stelle der aufgeklebten Zelle!

8-mm-Zellen in Farbe

Ausgestattet mit entsprechenden Klebepunkten dienen diese 8 mm Glaszellen (meist saphirblau) in erster Linie der Anwendung auf Akupunkturpunkten. So kann eine Akupunktursitzung in ihrer Wirkung unterstützt werden, wenn die SOEFs der entsprechenden Punkte im Tachyonfeld zwischen den Behandlungen ununterbrochen balanciert und energetisiert werden. Aber auch der Laie kann die Selbstbehandlung nach dem tiefen und uralten Wissen der traditionellen chinesischen Medizin leicht und gefahrlos für sich durchführen. Er muß nur aus der zahlreichen Lektüre zu diesem Thema die für ihn entsprechenden Punkte herausfinde und statt zu drücken, zu erwärmen oder zu stechen, einfach die tachyonisierten Zellen aufkleben. Wie schon erwähnt gibt es mit der Anwendung von Tachyon-Energie keine Überladung und auch keine falschen und gefährlichen Punkte: Man erreicht nur immer wieder die optimale natürliche Balance.

TIP: Tasten Sie doch einmal mit starkem Druck ihre Ohrmuschel ab! Wann immer Sie Stellen mit erhöhter Empfindlichkeit spüren, können Sie diese Zellen draufkleben. Reinigen Sie die Haut vorher mit etwas Alkohol, damit der Kleber besser hält. Im Kapitel über die *Happy Soles* Schuheinlagen finden Sie Informationen zum Thema: *Reflexzonen.*

Natürlich können diese Zellen auch wie die dort beschriebenen, noch kleineren Telefonzellen eingesetzt werden.

Neue Produkte in Entwicklung

In Kürze kommen Tachyonisierte Glaszellen auf den Markt, die gekennzeichnet sind durch ein eingeprägtes "T" in einem Dreieck. Diese Maßnahme wird helfen, Tachyonisierte Zellen von Plagiaten zu unterscheiden.

3. Kapitel

Vertiefende Themen

Hintergrundwissen zum Thema Entgiftung = DETOX

Alle Symptome, verbunden mit der Anwendung von Tachyonen; sind Aufräumungsarbeiten, angeregt und gesteuert durch die körpereigenen SOEFs (Selbstheiler). Um das gesamte Ausmaß an solchen Entgiftungsprozessen zu verstehen, die während der Anwendung tachyonisierter Werkzeuge auftreten können, ist es hilfreich zu wissen, was ich mit „Gift" alles meine. Grundsätzlich definiere ich Gifte als Frequenzen oder Formen, die eine freie, anmutige und harmonische Manifestation des perfekten Bauplanes behindern. Gifte kann es auf allen Ebenen des Seins geben:

Physisch–materielle Ebene:

Von außen zugeführte Gifte wie Schwermetalle (Industrieabfälle und Autoabgase), Insektizide, Pestizide, Pflanzengifte, Medikamente, Suchtgifte (Alkohol, Nikotin, Heroin ...), Konservierungsmittel, Farbstoffe, hochmolekulare tierische Eiweiße (Fleisch, Eier, Milchprodukte).

Gifte von innen wie Fäulnis- und Gärungsgifte aus einer gestörten Darmflora (Indole, Skatole ...), Stoffwechselgifte (Histamine, Säureablagerungen ...), die während einer normalen Funktion anfallen und in einem gesunden Körper ohne Probleme in der Leber entschärft und ausgeschieden werden.

Die *Giftwirkung* bezieht sich hier von der Störung natürlicher Abläufe im Körper (Verdauung, Regeneration,

147

Konzentrationsfähigkeit, Wachheit ...), bis zur totalen Blok-
kade lebensnotwendiger Stoffwechselschritte (Vergiftung,
chronische Entzündungen, Rheuma, Allergien, Alzheimer-
sche Erkrankung, Krebs ...).

Nochmals von der anderen Seite betrachtet: Jede gestörte Funktion des Körpers geht einher mit einer ebenso
gestörten Struktur, als Folge einer mangelhaften Übersetz-
zung des kosmischen Bauplanes durch blockierte, ge-
schwächte SOEFs. Alle Gifte stören eine balancierte Funktion und müssen entsprechend dem Heilungsprozeß umgewandelt und/oder ausgeschieden werden! Die Idealfunk-
tion des Körpers, der Zustand optimaler Balance, ist strahlende Gesundheit, Handlungsfähigkeit und der Ausdruck
vollkommener göttlicher Ekstase in physischer Form.

Symptome der Entgiftung

Auf der körperlichen Ebene zeigen sich häufig in Form von
Kopfschmerzen, Übelkeit, Verdauungsstörungen, Konzentrationsverlust, eingeschränkte Denkfähigkeit, Hautaus-
schlägen, vermehrtem Schwitzen, Körper- und Mundgeruch,
Aufflackern alter Krankheitsbilder, Fieber, Schmerzen ...

Emotionale Ebene

Emotionen sind komplexe Reaktionsmuster, die im Emotionalkörper gespeichert und überwiegend im Mittelhirn verwaltet und gesteuert werden. Emotionale Muster haben sich
als ein wunderbares Hilfsmittel in unserer Entwicklung er-
wiesen; um unser Überleben in bedrohlichen Situationen
zu erleichtern. Außerhalb einer solchen Gefahr stellen sie
Behinderungen dar, die der Giftwirkung im physischen
Körper entspricht. Die filmhafte Automatik, die einsetzt,
wenn solche Strukturen angeregt werden, überlagert wirk-
liches Empfinden und den Kontakt mit seinem wahren
Wesen und verhindert damit die zeitgemäße Lösung von
Problemen. Die reinste Funktion, zu der unser emotionaler
Körper fähig ist, ist die Empfindung von bedingungsloser

Liebe und allumfassendem Frieden. Andere Gefühlsmuster, die wir uns im Laufe unserer Entwicklung meist zum Schutz antrainiert haben, sind mehr oder weniger „giftige" Abweichungen, die, ebenso wie die „Kollegen" auf der physischen Ebene, auf dem Weg in das spirituelle Erwachen umgewandelt und/oder ausgeschieden werden!

Symptome der Entgiftung

Auf der emotionalen Ebene erscheinen oft als überschießende Gefühle (Trauer, Wut, Ärger, Haß, Angst, Freude ...), Unsicherheit, Reizbarkeit und Streitsucht (als Möglichkeit der Entladung emotionaler Spannung), vermehrte Projektion bzw. Schuldzuweisung auf äußere Auslöser, Unlustgefühle, Depression (als Anzeichen für gestaute, unterdrückte emotionale Ladung).

Mentale Ebene

Den mächtigsten Einfluß auf unsere gesamte Entwicklung nimmt unser freier Wille ein, der beeinflußt ist durch unser Weltbild und seine Glaubenssätze. Ein Glaubenssatz ist eine auskristallisierte Struktur (= Frequenz) in unserem Mentalkörper, auf den wir mit Hilfe unseres Großhirns Einfluß nehmen können. So programmieren wir uns selbst mit Antworten auf Ereignisse im Lauf unserer Entwicklung (Familie, Schule, Freundeskreis, etc.). Gemäß eines solchen Glaubenssatzes suchen und verarbeiten wir dann neue Eindrücke und Ereignisse und treffen unsere Wahl auf unserem Weg. Die Giftwirkung eines entsprechend disharmonischen Glaubenssatzes ist offensichtlich.

Ein kleines Beispiel hierfür aus meiner eigenen „Giftküche": Ereignisse aus meiner Kindheit, erlebt mit drei älteren Geschwistern, die mir in dieser Zeit intellektuell haushoch überlegen waren, brachten mich zur Idee, daß niemand mich ernst nimmt. Dieser Glaubenssatz führte mich später immer wieder in ähnlich aussichtslose Kämpfe um das Gehörtwerden. Selbst wenn von außen kein Anlaß dazu bestand, hatte mich dieser verinnerlichte Satz dazu geführt zu kämpfen, um genau damit die Neuauflage eines Dramas meiner Kindheit zu inszenieren. Das wiederum führte zur Bestätigung des Musters – und der Kreislauf war geschlossen! Die Entgiftung dieses Glaubenssatzes stellte mich vor Aufgaben, deren Lösung mir schließlich Werkzeuge in die Hände gespielt hat, die mich heute mit Freude meine Berufung als Lehrer erfüllen lassen. Darin sehe ich auch die Rolle von Chaos und Krankheit: Als Lehrer wichtiger Lektionen auf unserem Weg der Evolution, als Trittsteine in immer höhere Stufen von Ordnung und Bewußtsein.

Das Weltbild stellt die Summe aller Glaubenssätze dar und birgt in sich die tiefste Ursache für menschliches Leid, Krankheit und Zerstörung. Da es gleichermaßen das „Goldene Kalb" für viele Menschen darstellt, das tief im Unbewußten wie ein Schatz vergraben ist, findet notwendiges Lernen auf dieser Ebene meist nur sehr zögerlich statt und die höchste Entwicklungsstufe des mentalen Körpers bleibt für viele Menschen unerreicht: Weisheit und geistige Klarheit.

Symptome der Entgiftung

Auf der mentalen Ebene zeigen sich häufig in Form von Orientierungslosigkeit, unlogischer Argumentation, nicht mehr wissen, was „richtig" und was „falsch" ist, Erinnerungen an Kindheitssituationen, Gedankenkarusells ...

Fazit: All diese Entgiftungssymptome können, entsprechend dem Stand der persönlichen Entwicklung, miteinander vernetzt stattfinden. So beeinflussen alte Ablagerungen im Darm meine Gedanken zum Thema Abgrenzung und Nikotin in meinen Zellen meine Ideen zum Rauchen von Zigaretten. So behindert mein verdrängter Haß die Heilung meiner Hautausschläge und so erhalten uralte Kindheitsängste Blasenentzündungen und Nierenstörungen. Die Anwendung tachyonisierter Werkzeuge ermöglicht die Balancierung gestörter Muster, eröffnet Lernchancen auf allen Stufen und führt in einen tiefgreifenden, das gesamte Wesen erfassenden Transformationsprozeß.

Der Weg durch die Entgiftung bleibt niemandem, der Gifte angesammelt hat, erspart. In meiner Wahlmöglichkeit liegt aber weitestgehend die Steuerung von Geschwindigkeit und die Intensität dieses Prozesses. Grundsätzlich empfehle ich die Anwendung von tachyonisierten Materialien zu verringern, wenn der Entgiftungsprozeß mit unangenehmen oder beängstigenden Symptomen einhergeht. Der freundliche Weg führt hier meist schneller zum erwünschten Resultat. In jedem Fall sollte aber eine Unterdrückung bzw. Blockierung der Entgiftungsreaktionen, auf welche Art auch immer, vermieden werden. Machen Sie sich klar, daß auf der anderen Seite dieses Prozesses, auf die Ihre eigenen SOEFs hinsteuern, Ihre Heilung, die Erfahrung einer höheren Ordnung von Gesundheit, steht. Andererseits sollte natürlich die Strategie oder die Intensität der Anwendung verändert werden, wenn die gewünschten Resultate ausbleiben.

Meßbarkeit der Tachyon-Energie

Haben Sie sich schon gefragt, wie die Existenz von Tachyonen bewiesen werden kann? Wie Sie sicher sein können, keiner bodenlosen Idee irgendeines Phantasten aufzusitzen, die zwar gut klingt, allerdings nichts mit der Realität zu tun hat? Wie kann ich denn Tachyonen messen?

Gleich vorweg: Mit keiner bis jetzt bekannten Meßmethode können Tachyonen direkt erfaßt werden! Hier befindet sie sich in guter Gesellschaft, denn auch Gravitation kann nicht gemessen werden. Daß sie da ist, davon kann sich jeder sehr leicht an ihren Wirkungen überzeugen. Dasselbe gilt für Tachyon-Energie! Da aber der Grundsatz von Messen bzw. Meßbarmachen immer noch den Weg der herrschenden Wissenschaftskultur darstellt, Beweise zu erbringen, stoßen die Erkenntnisse aus der Quanten-

physik und Mathematik selbst bei den eigenen Physiker-
kollegen immer noch auf Skepsis oder Ablehnung. Um zu
verstehen, weshalb wir auf die direkte Messung als Be-
weisquelle bei Tachyonen verzichten müssen, sehen wir
uns am besten einmal die Instrumente an, die uns zur Verfügung stehen:

1. Wir Menschen haben zur Wahrnehmung der Realität unsere Sinne. Auf der physischen Ebene sind sie auf bestimmte Frequenzbereiche abgestimmt, innerhalb derer
   wir unsere Welt erfahren. Zum Beispiel funktionieren
   unsere Augen in einem Bereich des elektromagnetischen
   Spektrums von etwa 360 – 720 nm, unsere Ohren erfassen Schallwellen von ca. 16 – 20.000 Hertz. Um den
   Tastsinn zu aktivieren, braucht es einen bestimmten
   Schwellenwert an Druck, um riechen und schmecken
   zu können eine bestimmte Konzentration an chemische
   Reizen. Liegen Ereignisse außerhalb der Erfassungsgren-
   ze unserer Sinne, nehmen wir sie einfach nicht wahr,
   obwohl sie uns durchaus beeinflussen können.

Schlußfolgerung

Tachyon-Energie hat keine Frequenz und ist schneller als
Licht. Dementsprechend gibt es keine direkte Wechselwirkung mit unseren Sinnen. Tachyonen sind deswegen
weder sichtbar noch hörbar noch spürbar, noch kann man
sie riechen oder schmecken. Erst die regulierenden SOEFs
bewirken Veränderungen, die wir dann spüren können. Es
ist also *immer* die ganz individuelle, regulierende Verwandlung durch die SOEFs, die wir wahrnehmen, wenn wir etwas spüren. Hier gilt: Je mehr Blockaden aufzuräumen
sind, um so deutlicher kann dieser Prozeß wahrgenom-
men werden. Den persönlichen Beweis für die Existenz
von Tachyon-Energie und deren Wirkung kann letztlich
nur die ganz persönliche Erfahrung von immer mehr Heilung, Balance und Entwicklung bringen, der Prozeß der
Transformation, oder wie auch immer die Entfaltung höherer Ordnung erlebt wird.

2. Mit Hilfe von technischen Meßgeräten konnten wir den Bereich unserer objektiven Wahrnehmung der Welt im Außen und im Innen ungeheuerlich erweitern. Teleskope, Mikroskope, Spektroskope, Oszilloskope ... was immer der Mensch an Gerätschaften zur Erfassung der Welt erfunden hat, arbeitet, wie die Sinne, für deren Verstärkung sie gebaut wurden, mit Frequenzen in bestimmten Bereichen. Jeder Anspruch auf Meßbarkeit, der wichtigsten Basis für Wissenschaftlichkeit seit Descartes und Newton, bezieht sich also nur auf Frequenzen innerhalb unserer begrenzten Wahrnehmung.

Schlußfolgerung

Hier gilt, wie auch bei den Sinnen, daß selbst die feinsten und empfindlichsten Meßgeräte, die dennoch nur in begrenzten Frequenzbereichen funktionieren, überlichtschnelle und frequenzlose Tachyon-Energie nicht einfangen können, da Tachyonen nicht der Gravitation unterliegen und damit keine Wechselwirkung mit Frequenzen möglich ist. Das Tachyonenfeld, das z. B. von einer tachyonisierten Silica Disc abgegeben wird, kann mit keinem Frequenzgerät in Wechselwirkung treten, und dementsprechend auch keine Reaktionen auslösen, die zu einem Meßsignal führen könnten. Die objektive Beweisbarkeit der frequenzlosen Wirkung von Tachyonen liefern biologische Systeme wie DNS, Pflanzen, Mäuse, Fruchtfliegen und andere, denen keine Beeinflußbarkeit durch vorgefaßte Meinungen und Wünsche nachgesagt werden kann. Die spektakulärste wissenschaftliche Bestätigung der Wirkung der Produkte von ATT erbrachte eine Studie an der menschlichen DNS. Testanordnung, Ergebnisse und Schlußfolgerungen können im Detail im Buch von David Wagner und Dr. Gabriel Cousens „Tachyon Energie – Der Weg der ganzheitlichen Heilung" nachgelesen werden. Somit ist Tachyon-Energie in ihrer praktischen Wirkung ebenso bewiesen wie die Gravitation. Und wie diese konnte auch der mathematische Beweis ihrer Existenz durch die Arbeit des

Quantenphysikers Ernst Wall erbracht werden. Für alle Interessierten und mathematisch Versierten mit dem Taschenrechner nachvollziehbar und in seinem Buch: „The Physics of Tachyons" beschrieben!

3. Eine Gruppe von Meßverfahren, die auch unter Laien immer mehr Verbreitung findet, ist die Radiästhesie. Mit Pendel, Wünschelrute, Winkel- oder Einhandruten dringt der Kundige in Meßbereiche vor, die weit außerhalb der Reichweite von technischer Gerätschaft liegt. In meiner eigenen Heilpraxis leistete zum Beispiel eine Einhandrute lange Zeit wichtige diagnostische Hilfe. In dieselbe Kategorie fallen auch die kinesiologischen Untersuchungen, bei denen, statt äußerer Werkzeuge, die Stärke oder Schwäche eines Muskels die Beantwortung der Ja/Nein-Frage anzeigt.

Als Anwender, genauso wie als Kunde, sollten Sie folgendes wissen: Der Ausschlag eines Pendels bzw. einer Rute, oder die Schwäche/Stärke eines Muskels, bezieht sich immer auf eine Frage des Anwenders und nicht auf die gemessene Energie direkt. Rechtsdrehend und linksdrehend sind in diesem Sinne also keine physikalischen Gegebenheiten wie Spin oder Isomerie, wie zum Beispiel bei links- oder rechtsdrehendem Yoghurt. Immer ist es ausschließlich die Ja/Nein-Antwort auf eine Frage des Anwenders.

Daraus ergibt sich

Ohne die richtige Frage gibt es keine richtige Antwort. Frage und Antwort bewegen sich ausschließlich innerhalb des Verständnissystems des Testenden.

Aus der Praxis

Eine Kundin hatte tachyonisiertes Silica Gel erworben und einige Tage später etwas irritiert angerufen. Anders als die von uns empfohlene Dosierung von max. 2 mal 2 Tropfen war das Meßergebnis eines weithin bekannten Pendlers ausgefallen. Seine Dosierungsempfehlung war 3 mal 40 Tropfen. Da er mit dem Zusatz „tachyonisiert" nichts an-

154

fangen konnte, bezog sich seine Messung vermutlich auf herkömmliche Kieselsäure, wie sie in jeder Drogerie erhältlich ist. Allein sein Verständnis lieferte das Bezugssystem seines Pendelausschlages und nicht das Fläschchen TSG mit seinem Potential für die Anwenderin. Der zu erwartende Entgiftungsprozeß, ausgelöst durch sein Unverständnis der Tachyonenwirkung, hätte der Frau vermutlich bewegte Zeiten beschert.

Dies ist wohl das schwerwiegendste Kriterium für seriöse Ergebnisse dieser Art von Meßverfahren: Meine auch unbewußte Erwartung bestimmt das Resultat. Ist der Pendler oder Rutengänger oder Kinesiologe nicht völlig frei von persönlichen Motiven jeglicher Art, wird das Ergebnis davon eingefärbt sein. Sei es nun ein wirtschaftliches oder ein anderes persönliches Interesse, wie Bestätigung, Rechthabenwollen, Machtausübung, Ängste, nur das Beste wollen, sein eigenes Weltbild bestätigen wollen ...!

Meine persönlichen Grenzen und Möglichkeiten bestimmen die Qualität meines Testens. Diese Hintergründe außer Acht zu lassen und zu glauben, mit Pendel oder Rute objektive Ergebnisse zu erhalten, hat schon die merkwürdigsten Ergebnisse beim „Ausmessen der Tachyonen" hervorgebracht. Da saßen schon Dämonen drauf, dreht es nur nach links, bei anderen wieder nach rechts, haben Außerirdische Informationen für die Versklavung der Menschheit hinterlegt, beim einen nutzen sie, beim anderen richten sie Schaden an ... Der gemeinsame Nenner all dieser Messungen ist die Projektion seiner eigenen Ideen, Begrenzungen, Ängste, Erwartungen auf die tachyonisierten Werkzeuge, die in diesen Fällen dem Tester einen klaren Spiegel vorhalten. So wichtig es ist, bei der Anwendung von Frequenzen im Bereich der Heilkunde diese Meßverfahren zu beherrschen, um einen bestmöglichen Therapieverlauf zu unterstützen, so unnütz ist ihr Einsatz bei Tachyon-Energie.

Wieder ist es die Praxis, die letztendlich über die Glaubwürdigkeit und die Fähigkeiten eines Pendlers entscheidet. Dieser einfache Test, durchgeführt bei der Amerikanischen Gesellschaft für Radiästhesie, trennt auf einfachem und schnellem Weg die Kundigen von den Unfähigen. Fertigen Sie fünf gleich große Zettel mit jeweils einer Zahl von 1 bis 5 an. Mischen Sie diese Zettel und legen Sie sie mit der Zahl nach unten nebeneinander auf. Die Aufgabe besteht darin, die Karten in der Reihenfolge von 1 bis 5 anzuordnen, ohne sie vorher aufzudecken. Wer sollte hochkomplexe Zusammenhänge mit Hilfe seiner Kunst aufdekken können, wenn ihn diese schon bei einem so einfachen Test verläßt? Vertrauen Sie nur denen, die diesen Test zu 100 Prozent richtig dreimal wiederholen können. Fragen Sie sich selbst: Wie kann mir jemand etwas erzählen von dem, was ich nicht weiß, wenn er mir das nicht sagen kann, was ich weiß.

Vielleicht mache ich mir den Spaß und fasse alle Befunde, Messungen samt Konsequenzen, Channellings, Meinungen und Beobachtungen von Medien und Hellsichtigen, Warnungen, Befürchtungen, Euphorien ... in einem vergnüglichen Lesebuch zusammen, das vielleicht der Titel ziert: „Der Aberglaube in der Zeit der Jahrtausendwende". Was ich bis jetzt schon alles gehört habe, reicht bereits für den ersten Band. Mit Hilfe des entsprechenden Bezugssystems, wie im einleitenden Kapitel über die physikalischen Hintergründe von Tachyon dargestellt, sind wir in der Lage, genau zu unterscheiden, welche Aussagen in einer Wirklichkeit verankert sind, die verbunden ist mit der gesamten Schöpfung, und welche aus der Phantasiewerkstatt von „Privatgelehrten" entsprungen sind und auch nur dort nachvollziehbar sind.

Hintergrundwissen zum Tachyon-Markt

Seit der weltweiten Verbreitung der von David Wagner erfundenen tachyonisierten Werkzeuge, vor allem aber seit Wagner in Europa seine Seminare abhält, gibt es in den deutschsprachigen Ländern einige Hersteller, die Produkte anbieten, die nach deren Angaben ebenfalls mit Tachyonenergie bzw. mit Nullpunktenergie arbeiten sollen. Die allgemeine Unklarheit in der breiten Öffentlichkeit darüber, was es mit Tachyonen und Nullpunktenergie im Sinne einer seriösen wissenschaftlichen Erklärung auf sich hat, erlaubte jede Menge Spekulationen und Theorien, die für derlei Produkte Pate standen. Mit der Veröffentlichung der Ergebnisse aus der am Ende dieses Kapitels erwähnten Entropie-Forschung wird es eine endgültige Klärung dieser Fragen geben. Im Folgenden gebe ich ihnen einen Schlüssel in die Hand, wie sie bis dahin selber herausfinden können, ob die angepriesenen Produkte das halten können, was sie versprechen.

Nullpunktenergie scheidet für uns als zu handhabendes Arbeitsmedium vollkommen aus. Mit den Eigenschaften, die ihr die Wissenschaft zuschreibt – nachzulesen in der theoretischen Einführung am Anfang dieses Buches – kann es keinerlei Interaktion mit unserem Universum der Frequenzen und Formen geben. Deshalb fallen die Produkte schon einmal weg, die vorgeben, mit Nullpunktenergie zu arbeiten. Machen Sie sich noch einmal klar, daß Sie mit keinem Teil des Ganzen = Frequenz, das Ganze selbst = NPE erfassen können. Darüber täuscht keine noch so brillant erscheinende Theorie hinweg.

Tachyonen definieren wir im Sinne der Wissenschaft als NPE in Partikelform. Als solche erst kann NPE in Interaktion mit unserem Universum von Raum und Zeit = Frequenz und Form treten. Allerdings ausschließlich über SOEFs, die durch ihren fast lichtgeschwinden Kontakt mit den Tachyonen die Formen und Frequenzen unserer Existenz aufbauen und erhalten. Es ist nicht möglich für Frequenzen und Formen, Tachyonenergie aufzuhalten, einzufangen, weiterzuleiten, zu informieren oder zu prägen, da diese wie die NPE selbst sich schneller als Licht bewegt, keine Frequenz und keinen Spin besitzt und keinem Gravitationszug ausgesetzt ist. Dies sind Voraussetzungen, um in Wechselwirkung mit anderen Frequenzen zu treten. Damit fallen alle die Produkte weg, die damit arbeiten, Materialien (Glas, Sand, Stoffe ...) mit Tachyonen, bzw. NPE mittels radionischer Geräte oder mentalen Bemühungen oder sonstwie zu informieren. Durch die Hände von Meistern und Heilern kann sie auch nicht fließen. Ehemalige Orgonakkumulatoren tragen ebensowenig dazu bei, Tachyonen in dieses Universum zu locken, wie Elektromagnetismus im Hochvakuumfeld, oder im Magnetfeld beeinflußte Atome. Die knifflige Aufgabe, wie wir unserem Universum das Geheimnis seiner Formgebung und Integrität abluchsen, geschieht nicht über den Einsatz bisher bekannter frequenzspezifischer Werkzeuge – Gott sei Dank!

Was immer die Wirkung dieser Produkte auslöst – und Wirkung zeigen einige der getesteten Produkte – ist im Bereich von Frequenzen zu suchen und zu finden. Hier gilt besonders: Die Frequenz, die schnell balancieren kann, führt ebenso schnell wieder aus dieser gewonnenen Balance heraus. Auch für diese Art von Produkten gelten, wie anfangs dargestellt, die Grundsätze einer jeden Heilkunst. Eine Nichtbeachtung dieser Regeln kann, vor allem bei den „starken Produkten", zu Störungen unserer natürlichen Abläufe = Balance = Gesundheit führen.

Bitte beachten Sie, daß etwas zu spüren nicht auch gleichzeitig In-Balance-bringen bedeutet.

Starkes Kribbeln, Hitze, Enge in der Brust und im Solar Plexus, Kopfschmerz, etc. sind Wirkungen, die nichts darüber aussagen, ob Heilung stattfindet, oder Verletzung. Sie als Anwender/in oder Therapeut müssen den Sinn dieser Erscheinungen erfassen und in den therapeutischen Zusammenhang einordnen.

Eine relativ einfache Testanordnung machte es David Wagner möglich zu prüfen, ob besagte Produkte tatsächlich mit der frequenzlosen Tachyonenergie ihre Wirkung entfalten, oder mittels Frequenz. Das Ergebnis vorweggenommen: Keines der zahlreichen Produkte, die in diesem Sinne untersucht wurden, konnten im Test bestehen, außer denen von ATT. Der Nachweis ist einfach und für jeden, der den Ergebnissen wegen etwaiger Parteilichkeit des Testers skeptisch gegenübersteht, mit dem entsprechenden Materialaufwand leicht nachvollziehbar. So wird er durchgeführt:

Man benötigt eine Pflanze, einen Lügendetektor zum Aufzeichnen der Ströme der Pflanze oder ein Kirliangerät zur fotografischen Erfassung ihrer hochfrequenten Ausstrahlungen und einen Frequenzgenerator mit besonders hoher Leistung. Als erstes testet man die Reaktion der Pflanze auf das entsprechende Produkt mittels eines Diagnosegerätes. Hier scheiden schon einige aus der Palette aus, da sie nicht fähig sind, überhaupt eine harmonisierende, aufbauende Wirkung auf ein lebendes System auszuüben.

Wenn es nun eine meßbare Reaktion im Energiefeld der Pflanze gibt, setzt man das Produkt dem chaotischen Schwingungssalat des Frequenzgenerators aus, das heißt, man zerstört mit dem elektromagnetischen Dampfhammer die höherorganisierten SOEFs des Produktes und damit die Ordnung in den Informationen, bzw. Frequenzen. Der nächste Schritt ist dann klar: Man testet einfach noch einmal, ob es wiederum Reaktionen seitens der behandelten Pflanze auf das Produkt gibt. Wenn ja, dann hat man ein Werkzeug vorliegen, das ohne Frequenzen seine Wirkung zeigt, das heißt mittels Tachyonen. Keine Reaktionen bedeuten, daß vorangegangene Wirkung aufgrund von frequenzspezifischer Interaktion entstanden war.

Die Ergebnisse, die dieser einfache Ausschlußtest für alle bisher getesteten Produkte gezeigt hat und die mir von David Wagner kurz vor Drucklegung dieses Buches noch einmal persönlich bestätigt wurden, lassen klar erkennen, daß bis jetzt nur die von David Wagner erfundenen und ausschließlich von ATT vertriebenen Produkte (erkenntlich am geschützten Logo, siehe Seite 37) ihre Effekte mittels einer anti-entropisch wirkenden, frequenzlosen Energie entfalten, die wir Tachyon nennen. Alle anderen Produkte sind zwar großteils billiger, arbeiten jedoch,

wenn überhaupt, auf der Basis von Frequenz. Die soge-
nannten japanischen Tachyonprodukte mußten wir gar
nicht erst testen, da schon aus der englischsprachigen,
originalen Begleitbroschüre klar hervorgeht, daß es sich
nicht um Tachyonen selbst, sondern um Photonenprodukte
(= Frequenz) handelt, die nur die Aufnahme des Körpers
für Tachyonen verbessern sollen.

Ich schätze den großen Dienst, den die Hersteller und
Vertreiber dieser Produkte der Verbreitung der vollkommen neuartigen Technologie des Tachyonisierens erbracht
haben. Sie haben mitgeholfen, das Konzept zu verbreiten,
und das durch sie entstandene Begriffschaos bietet allen
die Chance für eine größere Klarheit und Bewußtheit im
Umgang mit Tachyonprodukten und solchen, die auf Fre-
quenzbasis funktionieren. Letztendlich liegt es an jedem
Anwender welcher Produkte auch immer, genau hinzuspüren, ob es der Entfaltung zu mehr und mehr Balance und
Harmonie dient. Auch liegt die Verantwortung bei jedem
einzelnen, die Wirklichkeit oft gut klingender Theorien an
der eigenen Erfahrung zu messen und an der Integrität
und Kompetenz derer, die sie in die Welt setzen.

"Amerikanische" und „andere" Tachyonen

Zum Thema „Erweiterte, europäische, japanische, stär-
kere, etc. Tachyon-Produkte" verschiedenster Anbieter, vor
allem im deutschsprachigen Europa, möchte ich David
Wagner selbst zu Wort kommen lassen. Folgende Aus-
schnitte stammen aus einem Interview vom 8. Juli 1998,
anläßlich einer seiner Seminarserien in Europa. (Abdruck
mit freundlicher Genehmigung von „Advanced Tachyon
Technologies Europa").

*Frage: Ihre Beschreibung davon, was Tachyonisieren nicht
ist, weist auf eine Vielzahl an Produkten, die zur Zeit auf*

160

dieser Welt auftauchen. Diese neuen Produkte geben vor, Tachyon-Energie Produkte zu sein. Machen diese Leute denn wirklich Tachyon-Energie Produkte?

David Wagner: Um zu verstehen was geschieht, müssen wir uns erst einmal ein paar Dinge vergegenwärtigen. Erstens einmal vertreiben wir als weltweite Firma unsere Produkte in 55 Länder – von Japan über Australien über Indien, USA, Kanada, Mexiko, Süd Amerika, Singapur, Malaysia, bis Puerto Rico – fast jeder Teil dieses Weltballes ist schon berührt von meinen tachyonisierten Produkten. Die Firma ist groß. Unser Einfluß und der unserer Werkzeuge auf die Welt ist beträchtlich. Die bewiesenen Resultate in Verbindung mit dem Wissen, daß Tachyon-Energie keine Frequenz ist, sondern vielmehr die Quelle aller Frequenzen, hat eine Erkenntniswelle in Bewegung gesetzt, Erkenntnisse, betreffend Bewußtsein, Heilung und Transformation. Diese Enthüllungen drängen bestimmte Individuen in einen Kampf um das Überleben. Diese Individuen, die eine alte, frequenzorientierte Technologie benutzen, geben ihr oft nur ein neues Etikett, oder versuchen diese alten Frequenztechnologien als etwas darzustellen, was sie einfach nicht sind. Die meisten Menschen durchschauen dieses unglückliche, in die Irre leitende Marketingspiel. Sie sehen klar, daß diese Individuen durch diese Fehlinformationen einfach nur versuchen, zu überleben. Ich mache ihnen dafür keine Vorwürfe. Sie haben der Welt und einzelnen Menschen viele Jahre lang gedient. Aber die Welt mußte sich weiterentwickeln. Zuerst wurden Tachyonen entdeckt, und dann der Prozeß des Tachyonisierens. Und jetzt sind tachyonisierte Werkzeuge dabei, die Welt der Energieanwendungen, wie wir sie bisher kannten, zu revolutionieren.

Frage: *Da gibt es welche, die sagen, daß Tachyon nur ein anderer Begriff für Magnetismus ist.*

David Wagner: Natürlich wird es immer solche geben, die lieber an der Vergangenheit festhängen, als sich in die

Zukunft hinein zu entwickeln. Während sie sich also fest-klammern fahren sie mit dem Versuch fort, zu überleben, indem sie alte frequenzspezifische Technologien neu her-ausbringen, anpreisen, neu vermarkten und neu verpak-ken und zwar in einer Art und Weise, die absichtlich oder unbeabsichtigt die Öffentlichkeit in die Irre führt darüber, was diese Frequenzen tatsächlich bewirken. Ältere Tech-nologien aus den 70er und 80er Jahren versuchen immer noch die Neustrukturierung durch den Gebrauch von Ma-gneten zu erreichen. Während Magneten in sich selbst er-haltenden Maschinen ihr größtes Potential zeigen, sind sie in Verbindung mit Tachyonen schon längst ausgemustert. Der einfache Grund dafür ist, daß jedes magnetisierte Material wieder entmagnetisiert werden kann durch eine Magnetquelle, die stärker als der ursprüngliche Magnet ist.

Andere wieder glauben, daß mit Magneten Nullpunkten-ergie erzeugt werden kann. Ich habe da das Werk eines Indi-viduums studiert, der eine Kammer gebaut hat mit oppo-nierenden Magneten und die er der unwissenden Öffentlich-keit angeboten und verkauft hat, indem er vorgab, es sei eine Vorrichtung zum Neustrukturieren von Materialien für Tachyon-Energie. Anfänglich nannte er es eine Tachyoni-sierungsmaschine, aber, da das Wort Tachyonisieren ein Handelsname von Advanced Tachyon Technologies ist, konnten ihn meine Rechtsanwälte von seinem betrügerischen Gebrauch unseres Namens abhalten. Wie auch immer, op-ponierende Magnetfelder werden schon seit über hundert Jahren dazu benutzt, ununterbrochene Bewegung von Ma-schinen und Freie Energie zu erzeugen, oder Materialien zu verändern und neu zu strukturieren. Bei diesem Neustruk-turieren waren sie auch 100 Prozent erfolgreich: Mit einem Magnetfeld kann man einen neuen Magneten erzeugen, aber ein neuer Magnet ist keine Tachyon Antenne.

Frage: Wie ist das mit Ionen und ionisierten Atomen?

David Wagner: Kürzlich habe ich ein Buch gelesen, in dem behauptet wird, Tachyon-Energie wird von einem Ma-

162

gnetisiergerät erzeugt, das sie verkaufen. Sie behaupten, Tachyon-Energie spaltet ionisierte Atome von den Molekülen ab. Die Wahrheit ist, daß nur Frequenzen etwas abspalten können. Wir sollten skeptisch sein gegenüber denen, die glauben, daß Tachyon-Energie drauflosfeuert oder Schaden anrichtet. Tachyon ist die Quelle aller Frequenzen, die über die SOEFs umgewandelt werden in die genau richtige Frequenz für die entsprechende Form. Weder ist sie negativ – noch positiv ionisiert, obwohl beides ein Recht auf Existenz hat.

Frage: Warum ist die Welt so darauf fixiert, frequenzorientierte Gerätschaften in Tachyonen umzutaufen?

David Wagner: Wenn Menschen etwas sehen oder hören, versuchen sie zu verstehen und in ihre Sicht einzupassen, wie die Welt funktioniert. Tachyon erfordert einen Schritt weiter zu gehen in eine neue Ära des Verstehens. Wirklich, wenn jemand bereit dazu ist, bringt Tachyon Sinn in die Welt der Frequenzen und Therapien. Deshalb werden einige diesen wissenschaftlichen Durchbruch willkommen heißen, und andere wiederum werden versuchen, ihre Welten beim Alten zu halten und nur alte Technologien bei einem neuen Namen nennen. Energie setzt sich aus unzähligen Kombinationen von Frequenzen zusammen. Kombinationen aus allem – von der niedrigsten bis zur höchsten meßbaren Frequenz und darüber hinaus. Das Leben, wie wir es kennen, genießt das Magnetfeld dieses Planeten. Nur stellen Magnete lediglich ein winziges Spektrum an Frequenzen dar, nicht die Quelle des Lebens.

Haben Sie gewußt, daß auf der ganzen Welt nur in einer kleinen Region frequenzorientierte Geräte unter dem Namen Tachyon hergestellt werden? Und das ist in Österreich, ein Fleck in Deutschland und ein kleines Fleckchen in der Schweiz. Es gibt eine Firma in Japan, die ihre Produkte unter dem Namen Tachyon vertreibt. Wenn du allerdings ihren Katalog liest, zumindest die englischsprachige Version, erzählen sie die Wahrheit. Sie verkaufen ein Photonen-

Energie-Produkt mit einer spezifischen Frequenz zwischen 4 –16 Mikrometer, das den Körper empfänglicher macht für Tachyonen. Letztendlich sind sie also ehrlich mit der Frequenzinformation in ihrer Broschüre, obwohl ihre Vermarktungsstrategie davon spricht, daß sie ein Tachyon-Energie-Produkt verkaufen. Jeder, der Wissenschaft versteht, durchschaut diese Dinge. Das Problem ist, und die meisten dieser Firmen rechnen genau damit, daß sie, die Leser, nichts über Wissenschaft wissen. Sie kalkulieren auch weiterhin damit, daß alle ihren neu verpackten Marketingspielen glauben, mit denen sie zum Kauf ihrer Produkte verführen. Genau damit gibt es einen Nutzen und ein Problem. Der Nutzen ist, daß mehr Menschen jetzt von Tachyon-Energie wissen, als je zuvor. Der Nachteil ist, wenn jemand so ein Frequenzwerkzeug kauft und nicht all seine geweckten Hoffnungen erfüllt werden, ist er enttäuscht und glaubt offensichtlich, daß Tachyonen nicht wirken."

Frage: Welchen Effekt werden all diese Frequenz-„Tachyon"-Produkte auf die Welt haben?

David Wagner: Diese Geräte und Werkzeuge und auch die Maschine die angeboten wird, sind dabei, einen beginnenden negativen Effekt auszuüben auf den möglichen Dienst, die Heilung, Balance und den Frieden, der mit der Anwendung der Tachyonisierter Produkte erreicht werden kann. Durch Mundpropaganda, Seminare, Ärzte, Forschungsberichte, Bücher, etc. erkennt ein Mensch, daß unsere tachyonisierten Werkzeuge tatsächlich funktionieren. Er/sie kann Erfahrungen haben, Geliebte oder Freunde können von den unglaublichen Effekten erzählen. Und dann, aus dem Blauen heraus, gibt jemand einem Magnetflußresonator den neuen Namen „Tachyon Restrukturierungsmaschine", fügt ein wenig veraltete Magnetwissenschaft dazu und die Menschen, die gelernt haben, der Integrität der Tachyon Anwender zu vertrauen, glauben das dann.

Sie könnten so ein Gerät kaufen, um ihre eigenen Energie-Frequenz-Werkzeuge herzustellen. Sie könnten sogar diese Werkzeuge verkaufen und den Markt mit billigen frequenzspezifischen Werkzeugen überschwemmen, die sie als Tachyonen ausgeben. Diese Produkte werden nicht besser arbeiten als die Frequenzwerkzeuge, mit denen sie hergestellt wurden. Wenn sie dann diese Frequenzprodukte anwenden, werden sie nicht die Segnungen von Tachyonen erhalten. Einige werden aufgrund eines Placeboeffektes Wirkungen wahrnehmen. Andere werden etwas spüren aufgrund des Kicks, die Frequenzen verursachen. Aber wie bei allen anderen alten Frequenztechnologien, die ein oder zwei Jahre zurückliegen, werden die Begrenzungen ans Licht kommen und die Menschen werden enttäuscht sein. Und so könnten sie wieder aussteigen. Wenn sie dann über Tachyonen gefragt werden, sagen sie: „Ah, Tachyonen, das funktioniert ohnehin nicht!" Die Individuen, die solche Produkte vertreiben untergraben ihre Welt und die mögliche Heilung und den Wiederaufbau dieses Planten durch den Gebrauch von Tachyon-Energie. Es ist schade, daß durch deren Entscheidung, all das für sich selbst zu nutzen, was die Tachyon-Energie für die Welt gebracht hat, sie das wohl größte Geschenk unserer Zeit unterminieren.

Sie sehen also, ich sehe sowohl den positiven, als auch den negativen Aspekt darin. Und ich liebe es wirklich, den Tanz der Existenz zu beobachten. Ich finde es wichtig anzuerkennen, daß es immer Polaritäten geben muß, denn ohne diese Polaritäten könnte niemand klar die Wahrheit erkennen. Unsere Technologie, wie in meinem Buch dargestellt, ist verankert in reiner Wissenschaft, baut auf Forschungen, die meine Entdeckungen bewiesen haben. Und der Hintergrund der Informationen, die wir weitergeben, gründet auf unwiderlegbaren Beweisen darüber, was Tachyon ist und bewirkt. Von der DNS bis zu Pflanzen, von lebendiger Nahrung bis zum menschlichen Körper sind wir imstande gewesen zu beweisen, daß Tachyon-Energie keine Frequenz ist.

Tachyon läutet Paradigmawechsel ein

Kurz vor der Drucklegung dieses Buches, gerade zur letzten Möglichkeit, mit ihnen diese Information teilen zu können, kündigte sich ein sensationeller Durchbruch an für die Meßbarkeit der Wirkung Tachyonisierter Materialien. Ein einfaches Verfahren, durchgeführt mit Gerätschaften, die als solche von der amerikanischen Regierung in ihrer Wirksamkeit bestätigt worden sind, ermöglicht das erste Mal in der Geschichte die wissenschaftlich exakte Dokumentation von Entropie in lebenden Systemen.

Entropie bedeutet den Verfall von Ordnung oder – anders ausgedrückt – das Altern, bzw. Sterben eines solchen Systems. Dadurch wurde es auch möglich, die anti-entropisch wirkenden (Verlangsamung bzw. Umkehr der Entropie) Prozesse der Tachyonisierten Materialien aufzuzeichnen und wissenschaftlich exakt und einfach nachvollziehbar zu beweisen.

Bis Ende dieses Jahrtausends sollen die Forschungen der Weltöffentlichkeit vorgestellt werden. Danach kann jeder seine Methode der Anti-Entropie (= Heilsystem, Medikamente, Technologien …) auf ihre Wirksamkeit einfach und schnell selber überprüfen. Das wird, pünktlich zum Milleniumwechsel, den angekündigten Paradigmenwechsel in der ganzheitlichen Medizin und Wissenschaft einläuten und die tausendfachen heilsamen und entwicklungsfördernden Erfahrungen von Anwendern Tachyonisierter Materialien auf eine neue Ebene der Bedeutung heben.

4. Kapitel

Anhang

Anwendungsbeispiele

Schwangerschaft und Geburt: TKLA, Silica Gel, Tach-O-Splash, Cocoon, Massageöl auf Bauch und Rücken (Tgl. von Anfang an), Passion Dew (ab 6. Monat tgl. Damm und Scheide massieren), Vitalizer II, Armbänder, Gelenkschoner, Panther Juice, Freeze (Beine und Füße), Schlafdecke, Seidendecke. Für die Stillzeit zusätzlich: Tach-O-Vera bei wunden und empfindlichen Brustwarzen, Nackenkissen

(Schul-)Kinder: Silica Gel (2mal 1–2 Tr.), TKLA (2mal 1/4 TL), Cocoon, Stirnband / Armbänder (evtl. mit Abzeichen der Lieblings-Fußballmannschaft), Seidendecke, Happy Soles, Anhänger über Thymus, Silica Disc am Bett

Arbeitsplatz: TKLA, Life Padd, Tach-O-Splash (evtl. in Pumpsprüher), Nackenkissen, Cocoon, Vitalizer II, Silica Disc im Sicherungskasten bzw. am Monitor, Seidenschal, Happy Soles, Freeze

Heilarbeit: TKLA, Silica Gel, Tach-O-Splash, Flexcel 100, Vitalizer II, Armbänder, Anhänger auf Thymus, Silica Discs an Behandlungsliege, Schlafdecke unter dem Laken, Cocoon, Happy Soles, Nackenkissen, Massageöl bzw.-creme, TLC-Bars

Meditation: TKLA, Seidendecke, Cocoon, Stirnband (plus Zelle), Augenmaske (de Luxe + 2mal 30mm Zelle), Life Pad, Schlafdecke, Silica Gel, Armbänder, Zelle auf das Dritte Auge, Vitalizer II

Sport: TKLA, Tach-O-Splash (10 min. vor Wettkampf), Cocoon, Stirn-und Armbänder, Gelenkschoner, Bandagen, Vitalizer II, Happy Soles, Panther Juice, Freeze, Massageöl

Reisen: TKLA, Seidendecke, Augenmaske de Luxe, Augenkissen, Nackenkissen, Vitalizer II, Freeze, Schlafdecke, Tach-O-Splash, Happy Soles, Stirn-und Armbänder

Pflanzenbetreuung: Silica Discs bzw. Flexcell 100 zum Drauf-stellen und Gießwasser und Dünger aufladen, Tach-O-Splash (ins Gießwasser, ab und zu Blätter besprühen), Silica Gel
Tierpflege: Pooch Pouch oder Life Capsule, Silica Gel, TKLA, Tach-O-Splash, Flexcell 100, Life Padd, Vitalizer II, Banda-gen, Stirnband um den Hals

Häufig gestellte Fragen

Im Folgenden antworte ich auf eine Auswahl von Fragen, die häufig von Kursteilnehmern und Patienten/Klienten gestellt wur-den, und die ich hier zusammenfassend beantworten möchte:

Frage: Kann ich Tachyonprodukte mit anderen Therapiefor-men kombinieren?
Antwort: Alle Therapieformen, die die Selbstheilungskräf-te des Menschen unterstützen, können wunderbar kombiniert werden mit der Anwendung tachyonisierter Materialien. Vor allem naturheilkundlich orientierte Therapien, wie Akupunk-tur, Pflanzenheilkunde, Chiropraktik und Osteopathie und Kri-stallheilung und vor allem jede Form von geistiger Heilung wie Handauflegen, Reiki, Prana-Heilen ...

Unterdrückende und natürliche Abläufe blockierende Maß-nahmen können in ihrer Wirksamkeit beeinträchtigt werden. So rate ich dringend, *keine tachyonisierten Produkte wäh-rend Chemotherapie und Bestrahlungen anzuwenden.* Die-se auf die Zerstörung von SOEFs angelegte Medizin konkur-riert gegen die für deren Aufbau arbeitende Tachyon-Energie. So kann erstere in ihrer beabsichtigten Wirkung behindert wer-den, was eine Erhöhung der Dosis seitens des behandelnden Arztes nach sich ziehen würde. Die Anwendung von Tachyon sollte auf die therapiefreie Intervalle beschränkt bleiben.

Ebenso sollte bei Einnahme von Psychopharmaka die gleichzeitige Anwendung tachyonisierter Produkte von ent-sprechend qualifizierten Heilkundigen begleitet werden.

An dieser Stelle möchte ich noch einmal betonen, daß bei schweren Erkrankungen, oder bei Verdacht auf Bestehen einer solchen, in jedem Fall ein qualifizierter Heilkundiger zugezogen werden sollte. Keine Aussage in diesem Buch wurde mit der Absicht gewählt, diesen wichtigen Punkt in Frage zu stellen!

Frage: Werden Bakterien und Parasiten, wie Hefe- und Schimmelpilze, durch die Anwendung von Tachyon gestärkt?

Antwort: Die Ausbreitung von Bakterien und Parasiten erfordert ein gestörtes Milieu, ein geschwächtes, überwältigtes Immunsystem, bzw. gestörte SOEFs der entsprechenden Organe oder Körperabschnitte. Erst unter diesen Bedingungen fühlen sie sich wohl, können sie sich ansiedeln, entwickeln und wachsen. Ebenso, wie an keinem gesunden Baum ein Borkenkäfer oder Pilzbefall zu finden ist, schließt ein gesundes, für uns Menschen balanciertes System den Befall durch „Schädlinge" aus. Ganz nebenbei betrachtet ist der Begriff Schädling etwas kurzsichtig gewählt, wenn ich daran denke, daß der Einsatz dieser Lebensformen ein wesentlicher Schritt im Recyclingsystem unserer Biosphäre darstellt. Verbessern wir mit Hilfe von Tachyonen und den dadurch gestärkten SOEFs die Qualität des Milieus, sinkt die Freude der Parasiten an ihrer Arbeit beträchtlich. Unsere gesunden Frequenzen schwächen deren SOEFs und umgekehrt. Nur: stärker als stark, wie sie bei ihrer Ansiedelung in unseren Organismus bereits sein mußten, können sie durch Tachyon nicht mehr werden. Die Balance und Ladung ihrer SOEFs geht angesichts der Genesung des befallenen Körpers allerdings verloren. Dennoch rate ich zu entsprechenden, naturheilkundlich vertretbaren Maßnahmen zur Unterstützung des Körpers, um mit Pilzen und Bakterien fertig zu werden.

Frage: Kann ich mich mit Tachyon-Energie überladen?

Antwort: Nein! Alle Reaktionen auf die Anwendung von tachyonisierten Materialien ist einzig und allein die regulierende Antwort blockierter SOEFs, die durch den Kontakt mit Tachyon in die Lage versetzt werden, ihren Auftrag zur Wahrung der Balance im System wieder auszuführen und die nun alle „Fehler" wieder gut machen. Viel Tachyon bedeutet starke Entgiftung. Denken Sie daran, daß der sanfte Weg zwar ein wenig länger dauert, letztendlich aber bedeutend schneller ans Ziel = optimale Balance führt. „Weich ist stärker als hart, Beharrlichkeit führt zum Ziel!" wie uns das I Ging, das Weisheitsbuch aus dem alten China, erzählt.

Frage: Kann ich abhängig werden von tachyonisierten Produkten?

Antwort: Angesichts der Erkenntnisse der Physik der letzten 50 Jahre ist die Möglichkeit, ob es in unserer Welt überhaupt so etwas wie Unabhängigkeit gibt, auf Null reduziert. Die Qualität dessen, wovon wir abhängen, sollte also Inhalt unserer Fragestellung sein. Die Anwendung tachyonisierter Hilfsmittel führt über die Stärkung der körpereigenen SOEFs zu wirklicher Sättigung unserer Bedürfnisse, nicht zu Ersatzbefriedigung, die zu immer neuen Süchten führt. Suchtmechanismen sind deshalb nicht möglich, weil nur die ureigensten Bedürfnisse auf allen Ebenen gesättigt werden, mit dem Resultat der Balance in den Zustand hinein, wer wir wirklich sind. In diesem Sinn bin ich auf Tachyon ebenso süchtig, wie auf frische Luft, biologische Nahrung, liebende Menschen, intakte Natur ...

Frage: Brauche ich überhaupt Tachyon?

Antwort: Darauf gibt es mehrere Möglichkeiten zu antworten.

1. Als Quantenphysiker würde ich wegen dieser Frage staunen und auf Tachyon als die Quelle aller Formen und Wesen in unserem bekannten Universum hinweisen. Allein der kontinuierliche Kontakt mit der unerschöpflichen Tachyon-Energie über unsere SOEFs entscheidet über unser „Sein und Nicht-sein" im Spiel unseres Universums. Wie könnte ich darauf verzichten?

2. Als Theoretiker kann ich mich dieser Frage von allen Richtungen zuwenden. Ich könnte schwärmen und begeistert mitspielen, bis mich dann andere Ideen zu neuen Konzepten treiben. Ich könnte gegen die herrschenden Erkenntnisse mein persönliches Konzept über Leben, Gott und Universum ankämpfen lassen und alle Möglichkeiten, die zwischen den beiden Extremen liegen, ausspielen. Ich könnte wahllos zwischen den Polen wechseln, ohne daß ich mich von einer Erfahrung berühren lassen würde, die vielleicht den Sprung in eine höhere Ordnung von Bewußtsein bedeuten würde.

3. Gestörte SOEFs sind gleichbedeutend mit verminderter Umwandlung von Tachyon. Unsere Umwelt befindet sich zum Teil in einem katastrophalen Zustand in Form von Luftverschmutzung, verpesteter, vergifteter, niedergedüngter, genmanipulierter, radioaktivbestrahlter „Nahrungsmittel", in Form von entladenem Wasser, voll von Giften und chaotischen Energien, Ozonloch ... Solch eine Umwelt, mit der wir nach wie vor existentiell verbunden sind, geht unseren SOEFs ans Leder. Mit diesem Bewußtsein greife ich nach jeder, wirklich jeder Chance, die es mir möglich macht, mich wirkungsvoll zu schützen und den aus oben genannten Mißständen resultierenden Verfall umzukehren. In einer intakten, nährenden, unbelasteten Umwelt, mitten unter gesunden und kräftigen Baumfreunden, liebevoll und öko-logisch arbeitenden Bauern, einer Welt frei von Elektrosmog, Herbiziden, Pestiziden, frei vom Kampf um das Überleben, um Machtpositionen und Energien jeglicher Art, in so einer Umgebung brauche ich keine technischen Hilfsmittel, um ein balanciertes, verbundenes Leben zu führen, im Einklang mit der Schöpfung.
4. Letztendlich soll das gesamte vorliegende Buch für eine persönliche Antwort auf diese Frage seitens des Lesers/der Leserin sensibilisieren.

Die Globale Vision

Seit im Jahr 1990 die ersten tachyonisierten Produkte der Öffentlichkeit zur Verfügung gestellt wurden, gab es eine explosionsartige Verbreitung dieser wunderbaren Werkzeuge. Heute werden sie in 60 Ländern rund um den Globus eingesetzt, um Balance und Heilung von Mensch und Mutter Erde zu unterstützen. Zusätzlich erkennen immer mehr Firmen das Potential, das in der Kombination ihrer Erzeugnisse mit Tachyon liegt. Sei es ein großer Computerhersteller in Japan, der tachyonisierte Silica Discs serienmäßig in seine Monitoren einbaut, oder ein deutscher Wasserfilterhersteller, der mit einer eingebauten tachyonisierten Silicia Disc eine Steigerung seiner Wasserqualität um weitere 20 Prozent erreicht. Es laufen zur Zeit Verhandlungen mit der indischen Regierung für ein Wasseraufbereitungsprojekt und viele weitere Projekte, von tachyonisiertem Zahnzement bis zu tachyonisierten Ausgangsmaterialien für Badewannen, alle mit dem Hintergrund, allen Menschen und dem gesamten Planeten zu dienen.

Als nächsten Schritt der Entwicklung, um der Welt die bestmögliche Ausbildung und Information für die sinnvolle Nutzung von Tachyon-Energie zur Verfügung stellen zu können, wird Mitte 1999 das Internationale Tachyon Institut für Spiritualität und Technologie eröffnet werden. Mit seinem Sitz in Kalifornien ist es die Aufgabe des Tachyon Institutes, weltweit hochqualifizierte Trainer auszubilden, die in folgenden Seminaren die Segnungen dieser neuen Technologien weitergeben werden:

Tachyon Practitioner Training-Level 1:Hier wird die sinnvolle Nutzung tachyonisierter Produkte und Schmerzmanagement mit Hilfe von TLC-Bars (die zur Zeit stärksten Tachyon-Antennen) gelehrt. Dieses Seminar richtet sich gleichermaßen an professionelle Heilkundige, wie auch an Menschen, die ihre Verantwortung für die eigene Heilung und Gesundheit erkannt haben und Tachyonisierte Werkzeuge für eine tiefgreifende Transformation nutzen wollen.

Quality of One™-Level 1:Mit dem Vortex Pendant und den in diesem Seminar vermittelten Techniken erlangen wir wieder unser natürliches, vertikal ausgerichtetes Energiesystem. David Wagner hat die Vertikalität als die Grundvoraussetzung für ein bewußtes Erleben der Einheit mit Allem, Was Ist erkannt. Hauptaugenmerk für den Level 1 liegt in der Umstellung auf die Vertikalität und der damit verbundenen Reinigung des gesamten Energiesystems und mit allen Ebenen unseres Seins.

Quality of One™-Level 2: Die zweite Stufe des Quality of One™ Prozesses führt zu einer Erweiterung des nun stabilen, vertikalen Energiesystems und zu einer Steigerung der Menge, Qualität und Geschwindigkeit an Energie, die es durchfließen kann. Die vermittelten Techniken zeigen Wege auf, dieses erweiterte Potential mit anderen Menschen zu teilen und aktiv an der Heilung und Entwicklung des gesamten Planeten mitzuwirken.

172

Tachyon Practitioner Training-Level 2: Die Kombination der im Practitioner Training Level 1 vermittelten Anwendungskonzepte mit den nun auch in Europa verfügbaren „organspezifischen Tachyonprodukten" eröffnet faszinierende, in ihrer Effektivität noch nie dagewesene Behandlungswege. Der Einsatz dieser einzigartigen Tachyonpräparate verwandelt gezielt ganze Organe und Organsysteme in Tachyonantennen, die direkt vor Ort, rund um die Uhr, die SOEFs auf der Ebene von Zellen und deren Stoffwechsel stärken und so für tiefgreifende Heilungs- und Balancierungsprozesse sorgen. Das führt zu strahlender Gesundheit und optimaler Funktion in diesen Bereichen. Die Weitergabe dieser revolutionären Hilfsmittel für Heilung und Evolution ist zur Zeit ausgebildeten Absolventen dieses Trainings vorbehalten.

Das Tachyon-Institut wird sowohl Trainer als auch Kursteilnehmer und Interessenten vielfältig unterstützen, frei und unabhängig, einzig der Arbeit für den Frieden des einzelnen und der gesamten Menschheit geweiht.

Die Zukunft hat begonnen! Die Hilfsmittel für die anmutige Entwicklung zu einer Menschheit, wie sie von der Schöpfung gedacht ist, stehen bereit. Ich lade jeden ein, Ohnmacht, Angst und Ignoranz gegenüber den Folgen von jahrhundertelangem Machtmißbrauch, Ausbeutung und Blindheit der Natur gegenüber abzulegen. Lösen Sie sich von vergangenen und gegenwärtigen persönlichen Verstrickungen und wagen Sie einen Quantensprung in die eigene Heilung und Entwicklung, in das Erwachen Ihrer wahren Natur! Darin besteht das mächtigste Geschenk, das Sie sich selbst, Mutter Erde und Allem, Was Ist, darbringen können.

Möge Frieden sein auf Erden!

Über den Autor Andreas Jell

Jahrgang 1958. Ausgebildet in Chiropraktik, Naturheilverfahren, Akupunktur, Psychotherapie und als Leiter für Tantragruppen und schamanistische Heilarbeit war es sein Bestreben, im Sinne von ganzheitlichen Heilung und Entwicklung zu wirken. Erst seit der Nutzung der Tachyonen-Technologie von David Wagner ist dieser Anspruch für ihn zu 100 % erfüllt. Das vorliegende Buch soll gleichermaßen Patienten („Leidende"), Therapeuten („Heiler") und Wahrheitssucher dazu ermuntern, einen Quantensprung zu wagen in ein Bewußtsein von Heilung und Entwicklung, das den modernsten physikalischen Erkenntnissen und den ältesten mystischen, spirituellen Erfahrungen gleichermaßen gerecht werden kann, das Wissenschaft und Spiritualität vermählt zu einem neuen Paradigma von Medizin und Spiritualität. Gemeinsam mit diesem neuen Bewußtsein wird die Anwendung von Tachyonenergie die Medizin des nächsten Jahrtausends darstellen.

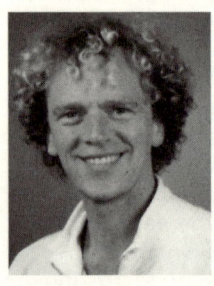 Der Autor, Andreas Jell, ist von David Wagner, dem Erfinder des Tachyonisierungsprozesses, ausgebildeter Lehrer für **Quality of One**™ Seminare und Trainer für das **Tachyon Practitioner Training**™. Im Rahmen des **Tachyon International Institutes für Spiritualität und Technologie** widmet er sich weltweit der Ausbildung hochqualifizierter Trainer und der Verbreitung eines Lebensstils, der Liebe, Frieden und die Achtung vor sich selbst, den Mitmenschen und der gesamten Schöpfung gegenüber zum Ausdruck bringt.

Adressen und Bezugsquellen

Der Leserservice des Windpferd-Verlages hält die Adresse des Autoren sowie weitere Kontaktadressen für Sie bereit: **www.windpferd.com**. Unter „Service-Adressen" finden Sie den Buchtitel „Gesund durch Tachyon" und dazu weitere aktuelle Hinweise. Außerdem können sie sich umfassend unter **www.tachyon-energy.com** informieren.

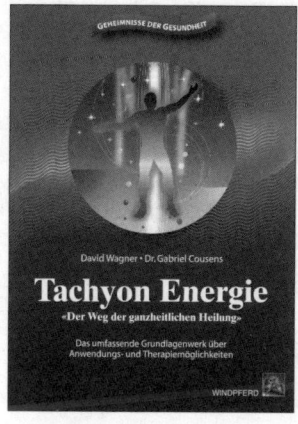

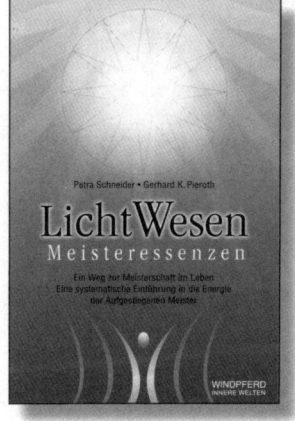

David Wagner · Dr. Gabriel Cousens

Tachyon Energie

Der Weg der ganzheitlichen Heilung

Tachyonen wirken genau da, wo ein aus dem Gleichgewicht geratenes System sie braucht. Sie sind das Bindeglied, das uns mit der vollkommenen Schöpfungsenergie verbindet. Eine derart großartige Verbindung mit der Schöpfungskraft sorgt für Harmonie und auf allen Ebenen. – Tachyonen energetisieren die feinstofflichen Energiefelder (SOEFs) des Menschen und wirken über diese auf die biologischen Lebenssysteme des Körpers. Dieses Buch ist das Grundlagenwerk David Wagners und Dr. Gabriel Cousens über die Funktions- und Wirkungsweise der Tachyonen.

David Wagner entdeckte die Methode des Tachyonisierens. Dr. Gabriel Cousens ist Gründer des „Tree of Life Rejuvenation Center" in Patagonia, Arizona, wo Ernährungslehre, Ayurveda, Naturheilkunde, Homöopathie und Akupunktur angeboten werden.

160 Seiten, ISBN 3-89385-302-2

Petra Schneider · Gerhard K. Pieroth

LichtWesen Meisteressenzen

Ein Weg zur Meisterschaft im Leben · Eine systematische Einführung in die Energie der Aufgestiegenen Meister

Was hindert uns eigentlich, so zu leben wie wir wollen? Warum geraten wir immer wieder in Schwierigkeiten, unangenehme Verhaltensmuster und Krankheiten? Die LichtWesen Meisteressenzen enthalten die Energieschwingung „Aufgestiegener Meister" und wirken auf mentaler, emotionaler, physischer und spiritueller Ebene und lösen Blockaden. Dadurch erhalten wir Mut zum Handeln, Vertrauen, Freude, können unsere Wahrheit erkennen und leben, das Leben genießen und Liebe erfahren. So entfalten wir uns immer mehr, leben unser Potential und führen ein erfolgreiches Leben.

280 Seiten,
ISBN 3-89385-189-5

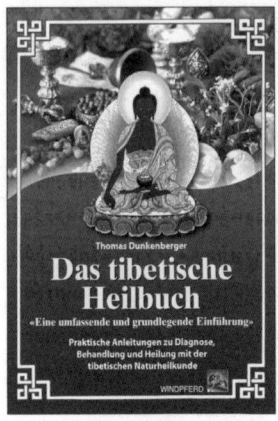

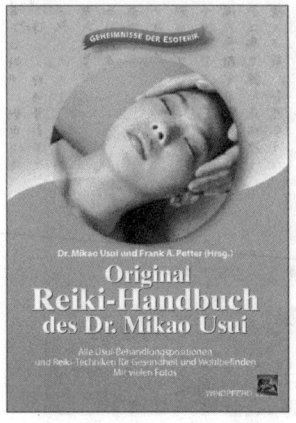

Thomas Dunkenberger

Das tibetische Heilbuch

Eine umfassende und grundlegende Einführung · Praktische Anleitungen zu Diagnose, Behandlung und Heilung mit der tibetischen Naturheilkunde

Leicht zugänglich und praxisorientiert wird für Behandler und Studierende der tibetischen Heilkunde das gesamte Spektrum der Anwendungsmöglichkeiten aufgezeigt, während gleichzeitig der Interessierte Hilfsmittel in die Hand bekommt, im ganzheitlichen Sinne selbst etwas für seine Gesundheit zu tun. Behandelt werden die klassischen tibetischen Diagnoseformen, wozu vor allem die Puls- und Harnuntersuchung gehören; Ratschläge zu Verhaltensweisen und Heilungsansätze über Ernährungsgewohnheiten, sowie als zusätzliche therapeutische Möglichkeiten Ölmassage, Moxibustion, Hydrotherapie, humorale Ausleitungsverfahren und vieles mehr. Auch die berühmten tibetischen Arzneimittel werden ausführlich vorgestellt.

256 Seiten, 3-89385-305-7
www.windpferd.com

Dr. Mikao Usui ·
Frank A. Petter (Hrsg.)

Original Reiki-Handbuch des Dr. Mikao Usui

Alle Usui-Behandlungspositionen und Reiki-Techniken für Gesundheit und Wohlbefinden

Dr. Mikao Usui entwickelte das Reiki-System und gründete das Original der "Japanischen Usui Reiki Ryoho Gakkai"-Organisation. Was also liegt näher, als auf Dr. Usuis Material zurückzugreifen? Dieses Buch zeigt Ihnen die Original-Handpositionen aus dem Reiki-Handbuch des Dr. Usui. Zum besseren Verständnis wurde es mit 100 Fotos illustriert. Die zu den verschiedensten Beschwerden gehörenden Handgriffe sind detailliert gezeigt so daß mit diesem Buch jeder Reiki-Praktizierende ein wertvolles Nachschlagewerk zur Hand hat. Erstmals können durch die Übersetzung des Original-Handbuches nun die Handhaltungen und Heiltechniken des Dr. Usui direkt studiert werden.

ca. 96 Seiten, 3-89385-320-0
www.windpferd.com